胸口上的V

陳郁如的人生考題

陳郁如——著

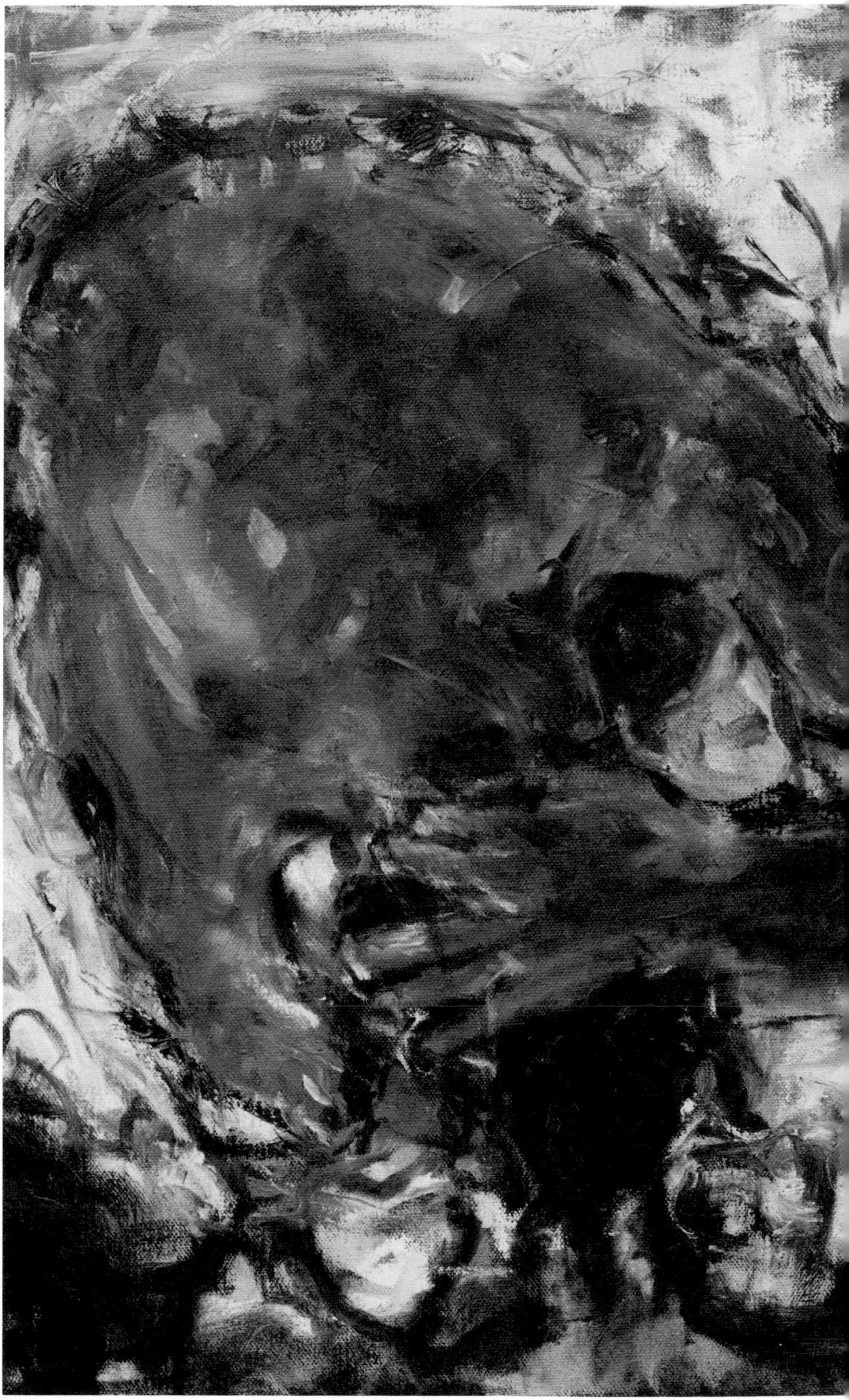

I 癌變

V 曾經的記憶，誰也拿不走

推薦序

向另類抗癌鬥士致敬

張金堅

本人行醫近半個世紀，診治超過萬名乳癌病友，在這漫長歲月，見證許多癌友的重生或不幸往生。對外科醫師的我而言，面對癌友是生命的交託，常要在「穩定」與「挑戰」間取捨，有時充滿專業與自信，但也有挫敗的時候。有幸拜讀本書作者陳女士的新作，最深刻的印象是，她非常另類，兼具理性、感性與知性。流露特立獨行的個性，又有「追求新知、尊重專業與配合醫療」的理性與知性；更重要的是，她生命的每一篇章都活得刻骨銘心，她說每一篇章的結尾是「句點」但不是「終點」，在她第一次婚姻、生女及至離婚這一章節，可以體會她的心痛與創傷，但她依然寫下句點走向新起點。

她嘗試不一樣的生活模式，如社交跳舞，也因而認識Robert，而後變成疼她、陪她、愛她、伴她的好老公。她兼顧「傳統」與「反傳統」的角色，在罹患乳癌前後，非常勤快認真與醫療專業團隊溝通、諮詢與請教、配合團隊進行各項治療前後的檢查與相關處置

（包括各項手術，由部分切除到全切），都是依循治療準則及既定時程進行；但她有時也非常反傳統，仍然沒有忘記小旅行、露營、爬山、健走（她與Robert的共同嗜好），其實一般癌友早就因罹病中斷這類活動了。最讓我敬佩的是，她雖然遠在國外，但因她的暢銷書作，在台灣有許多粉絲，也結交了很多癌友，彼此互動良好，更獲得書迷的鼓勵與支持，算是非常接地氣的抗癌勇者。

雖然陳女士說：「樂觀，是被要求的品德；勇敢，是不得已的選擇。」但我不全然同意，其實陳女士在抗癌歷程中樂觀又正向，絕不是完全被逼出來。我更感動的是她與Robert形影不離、非常恩愛，互相分工，可以彼此逗趣，可以互相使白眼，但也自認：「不要因為自己是病人，就認為身邊的人要完全遷就你。」她更勇敢的說「平胸是另一種美」，與國內年輕癌友團體「花漾女孩GOGOGO」創辦人米娜交心，二人都同意「平胸」與「重建」是病人的選擇，沒有對錯，這正是現代女性或癌友應該有的正確體認。

陳女士，她的雙峰陪她走過青春期、哺餵期，現因切除離她而去，雖然不捨但可安心。本書以日記形式呈現，提供作者個人正面積極的思維，分享與醫療團隊溝通過程的診療醫訊，以及一路走來的心路歷程。是一本非常值得一讀的好書，本人強烈推薦。

（本文作者張金堅，乳癌防治基金會董事長、台大醫學院名譽教授）

推薦序

癌，讓我們更親密

Robert Schafer

郁如和我相遇在中年，當年她四十六歲，我六十歲。我們帶給彼此不同的視野，同時也一起發掘新事物，在共享的過程中，讓喜悅達到另一個層面。我已經退休，而郁如的寫作有彈性，我們倆最大的興趣是自駕旅行。我們在幾年相處的生活中，相愛自在，簡單恬靜。我們過著超出夢想的生活，心裡充滿感激。有時甚至覺得這是真實的嗎？

只是，有些真實來得措手不及。郁如確診乳癌。一個豆大的癌細胞占據她的乳房，恐懼的陰影籠罩我們的心裡。我們期待未來有十年、二十年可以一同探索世界，可以一起見證生命；癌症，會讓這些提早結束嗎？對我來說，最大的恐懼是郁如將要承受病痛，面對癌症帶來的改變。

開始接受這個新挑戰的同時，我感受到郁如內心的力量，她願意分享罹癌過程的勇氣也震撼了我。我深深覺得，我能成為她生命這段路程的陪伴者，是帶著特殊的使命。我也相信，不論結果好壞，過程有多難，我會用智慧、勇氣、同理心來做她堅強的支柱。

郁如的日常生活中常點綴著美好的喜悅，像是看到一朵新綻的花；嘗到院子第一顆桑椹；或是跟女兒們一段簡單溫暖的對話。我也跟著分享這些喜悅片段。但是，郁如的日常也被困境占住，像是突來的暈眩、尖銳的頭痛、胸口莫名的疼痛，或是對於身體能不能完全恢復到正常而感到擔憂落淚。我對她敞開心胸，讓她知道我盡我的可能去感受她的難受。我學會不再恐懼這些狀況，甚至，這些困境也帶給我另一種安慰，我很榮幸我可以陪伴我心愛的人，她不需要單獨去承擔所有的事情。我無法解決她所有的問題，但是我可以讓這些困境過去得容易些。

這些生命的喜悅和困境並不是一前一後的來回，比較像是互相糾結的纏繞。美好時光的分享讓我們更珍惜，而度過每個困難點讓我們更緊密相愛。每一日將盡時，我們會有一個固定儀式：我熄了燈，躺在她身邊，她伸出手，過來握住我的手。她的小手像是一扇通向靈魂的窗，我感覺到她的堅強，她的脆弱，我感受到她的愛與信任。當我輕輕的闔上我的手時，我給予她無聲的承諾，我會愛她，珍惜她，我會在有生之年陪伴著她。然後我會闔上眼睛，感謝上帝給我這麼美好的一天跟她相處，滿懷恩惠，安然入睡。

（本文作者 Robert Schafer，本書作者陳郁如的先生。原文見 235 頁。）

這才是貨真價實的正能量

賴曉妍

撰寫這篇文章的前幾天，與友人相約吃飯，因為是出版業界的人，很巧的也向我提到郁如罹癌的事。我說，這些年，見過許多心志堅強的人，但郁如是其中最漂亮、也最讓人佩服的。（雖然她常常對著大嬸我美肌開好開滿的照片說要 unfriend。）

在我看來，她並非雞湯型的豁達高人，而是有份特異的心理結構，在心底堅若磐石，還是外星球的稀有礦石（不要聯想到變形金剛謝謝！）。認識她以來，我一直好奇著那是怎麼樣的造山運動才能形成的。她同樣會哭、會痛苦、會承受不了，但同時，有另一個她，看著發生在她身體上、生命中的事。

當得知郁如罹癌，我沒有馬上去慰問。因為自己總是這樣的，心理或身體有事時，會先躲起來整理，暫時無法應付外界。我默默觀察臉書，直到終於覺得是時候了，我私訊她。

她說著少奶奶（乳房切除）的地獄梗，卻同時擔心別人覺得尷尬。嗯，還是我認識的她，有點搞笑、非常柔軟美好。文字的來回間，她展現不同於凡人之處（沒有誇張）。而那正好是我健檢驗出幾項必須追蹤的問題、其中一項疑似胰臟癌的期間。身為有高度癌症基因風險的人，加上身邊的至親好友也不乏罹癌經驗。我告訴郁如，好像許多生過重病的人，感覺整個人都變了，換了靈魂似的。是變得豁達嗎？不全是喔！就是變了，看破了？拘謹了？害怕了？彷彿忘了怎麼輕鬆。而妳是我見過心理素質最強大的人了。

從那次對話開始，我期待著她筆下的乳癌奇幻旅程。

幾個月後果然拿到書稿，除了再次佩服她能在病痛中寫作，幾天之內兩度讀完書，嘆口長氣：啊！這才是貨真價實的正能量吧。

日記的寫法，卻是一本資訊量，或說引人思考量很大的書。什麼是美？什麼是愛自己？是媒體資訊告訴我們的那樣？女人對自己的身體有多少決定權呢？勇敢樂觀，是生病的人，乃至於為父母必備的品德嗎？如果只剩下明天，會有什麼遺憾？……

面對乳癌，她用各種不同的角度與視野。有沉重、有不確定、有觀察反思、有正眼相待，靈活跳脫的走出一條無憾的路。文中穿插著很生活的部分，像是檢查前一天和先生一起做包子、散步遇到陸龜；任何時候都想弄得輕鬆一點的可愛思維，術前的禁食和洗澡，被她形容成古代皇帝祭天要齋戒沐浴，還有術後拆掉紗布時的內心戲讓人心疼又好笑……但就是特別在這種深刻打擊的時候，微小的生活與幽默更加的觸動人心。

像她說的：

「日子就是繼續過下去，苦著笑著，勇敢著。

接受是第一步，然後一步再一步，正面迎擊。」

最後，想起記憶裡的一件插曲。幾年前，COVID-19還沒來，帶著孩子們出國走過荒原和沙漠，在臉書分享照片時我說，景色看似蒼涼，其實線條、質地、石礫草木的聚散都很美、每個角度都不一樣，讓人捨不得在旅途中闔眼休息。當時幾乎只有郁如懂得，她說她也都不睡覺的。所以，她能在人生的重大坎坷中延伸出這些對於殘破與老病的審美與價值觀，我驚喜，卻不意外，這就是陳郁如的珍貴之處，反而更多的是覺得幸運，能在中年、在老病屆臨的關口，看見這本書。謝謝郁如。

（本文作者賴曉妍，三寶媽／親子散文及童書作家）

推薦序

書寫的療癒魔力

廖志穎

很榮幸在癌友社團認識郁如老師，老師本身是旅居美國的藝術家與作家，從乳癌檢查到確認診斷的那天，她用細膩、平實、真心的文字，記錄就醫過程的每一天，記錄自己的心情，面對醫療選擇時的初期茫然到後面的篤定與信心，誠實的反應各種時期的心情，與家庭伴侶、朋友、醫療團隊的互動，真誠的了解、勇敢的傾聽、接受與面對，雖然醫療的過程有一點顛簸，但看到郁如老師滿滿的勇氣，讓身為腫瘤科醫生的我深深覺得：每一位經歷過這段醫療旅程的人都有自己獨特的故事，都是自己與家人心目中的勇士，郁如用細膩的筆觸，書寫療癒了自己，也療癒了大家。

書中有幾段很有意義的探討：〈可不能讓癌細胞也長在心裡〉探討與家庭照顧者之間的互動，探索心理的接受過程，調整心態，釐清自己並不是弱者，不是做錯事的人，不要讓自己被標籤化，生病只是暫時像車子進場保養維修，這些都是醫療過程很重要的自我成長課題。科學研究也發現，身心狀況越平穩，越有助於身體免疫系統，也有助於治療效果。〈平胸，也可以很酷〉則探討身體外在形象課題，認為身體自主權該由個人決定與負責；並且勇敢成立平胸支持分享社團，讓同樣經歷的人，透過對話分享，了解社會與女性的本質運作，共享彼此生命中的光彩。每個人都是我們的老師，選擇自己最自在喜歡的方式，才是這段辛苦過程帶給我們豐盛與光明的意義。

〈如果只剩下明天，會有什麼遺憾？〉這段文字，帶給我們不同的啟發。有時候我們醫師在治療過程中，看到治療不如預期的病人，常常會去想生命的意義與價值是什麼？生命有長有短，最終我們的生命本質又是什麼？老師與眾多癌友給了我們這樣的體認：活在當下，把握當下，去愛，為自己過去道歉，做想做的事情，做行善的事情，把握此刻我們仍活著呼吸的感覺，活著有意義的感覺。他們，教會了我們這些醫療人員。

最後，想跟大家分享，書寫敘事在醫學中是有療癒科學根據的，很多美國癌症中心都有書寫療癒的課程與心理輔導，像郁如老師的書寫，不管是難過的、緊張的、喜悅的事情，透過社群網路分享，帶給很多癌友正向療癒的魔力，透過真誠的反應自己的一切，我們會重新認識與傾聽自己的聲音，得到繼續走下去的勇氣。祝福！

（本文作者廖志穎，衛福部台中醫院放射腫瘤科主任）

推薦序

她永遠是我們的媽媽

Victoria Mongiardo

我二十一歲生日那天，媽媽打電話給我，告訴我她確診乳癌了，而且需要手術開刀。這是一個萬分震驚、難以相信的消息，我整個楞住了，沒想到媽媽得了癌症。我完全不知道該如何接受，只記得我問了無數問題，想知道到底有多嚴重。

手術當天，我們一直保持聯絡。我對她堅強的態度感到印象深刻，媽媽甚至後來決定雙邊全切來預防乳癌再發生。我無法想像那需要多大的勇氣才能做出這樣的決定。我心疼媽媽要面對失去乳房後，得再度站起來面對自己的難度。

而我的母親，當我問她會不會傷心難受時，她只是堅強的說，她全然接受自己的決定。雖然，媽媽失去那對使她成為母親、養大我和妹妹的乳房，我對她的決定，還有她面臨的一切，感到驕傲。不管有沒有乳房，她，永遠是我們的媽媽，我們永遠無條件的愛她。

謝謝大家對媽媽這本乳癌紀錄書的支持。母親是我見過最勇敢的人之一，我萬分欽佩她所做的困難決定，還有抗癌的勇氣。在這兩年疫情猖狂肆虐下跟癌症奮鬥，更是辛苦萬分。這是一本描寫媽媽情感分享、抗癌心得的書，我很感動有這麼多粉絲給她支持跟鼓勵。

（本文作者 Victoria Mongiardo，本書作者陳郁如的大女兒。原文見 236 頁。）

寫在日記之前：生命的新考題

我常覺得，最痛的痛，其實不是在言語抱怨之間。是那些隱密在燦爛的笑容中，躲藏在正常的生活裡，擠壓在正面開朗的態度下，陰陰悠悠說不出的苦，才是不為人知的最痛。

罹癌後，我常常回顧我這一生。我出生在小康之家，上有父母從事教職，下有弟妹吵吵鬧鬧，相罵相愛，永和這個擁擠的地方是我成長最初的記憶。

我讀書一向順利，功課難不倒我。我沒有受老師恩寵的甜美個性，但是安靜寡言不惹事，讓老師們可以安心的把我放到邊陲，不需多費心神，完全就是適合體制內教育的乖小孩。

在眾人的期望下，考上北一女，因為喜愛科學、數學、做實驗，高中時選了理工組，念完高中後，考上中原大學化學系。同時，愛好藝術的心一直都在，對新事物的好奇、創作，是生命的靈魂之一，所以順利念完四年大學，之後決定去國外念藝術。

如果有標準女性生涯守則這種書的話，念完書的下一章節就是結婚生子。沒錯，我跟當時交往的男性結婚，育有兩名女兒。結婚之後，就是全心投入家庭，沒有工作。

當然，生命常常不是照著書本預定的角色進行，我之後面臨離婚的劇情：悲傷、恐懼、挫折、絕望……這一章節，過得辛苦。

單身之後，再度投入擇偶市場是一件複雜的事，浮浮沉沉，只為找一顆真心。

離婚後，我開始嘗試一些以往不被允許的新事物，其中一項就是跳舞。在一個社交舞的場合中，我認識了Robert。我們倆的價值觀一致，對生命的期待同步，願意互相信任、扶持，確定彼此是可以繼續生活的伴侶，在二〇一八年，我們結婚了。

工作上，我並沒有應用到化學系的知識，也沒有靠畫作維生，一直到四十歲，我開始寫書、出書。少年奇幻小說一本接著一本出版，我的創作力在Robert的支持下，蓬勃展開，像一朵美麗的花朵綻放，然後成熟結果。動物修煉成精的「修煉」系列，以華人文化、詩詞畫陶玉為梗概的「仙靈傳奇」系列，奇幻推理小說《長生石的守護者》，加上旅遊散文《華氏零度》、《追日逐光》，疫情期間完成的飲食散文《我的一簾柿餅》，在過去十年中，一一完成。我的創作精神，用不同的媒材，一個是顏料畫筆和畫布，一個是電腦文字與故事，分別展現在畫裡，在書裡。

這些回顧，寫來平鋪，但是我自己知道，在每一個字句後面，有許多不為人知的事件；每一個逗點的停頓，隱藏著說不出的苦澀晦暗；句點下得不只是終結，還是另一個章節的開始。

當我得知罹癌時，我沒有一般人「為什麼是我」的難以置信。我反而有一種：「啊，這幾年的精神內耗終於浮上檯面，得用身體來償還了。」

如果最痛的痛都可以咬著牙，扛著、背著走過去，那身體的痛真的也可以。這樣說不是漠視乳癌過程的辛苦，相反的，這是一種對身體病變的正眼相向，面對面的直接，所以我寫下乳癌的紀錄。這個生命的新考題，從這裡開始，是身體的紀錄，也是心情的紀錄，由內而外，由外而內，在這裡與你真心相對。

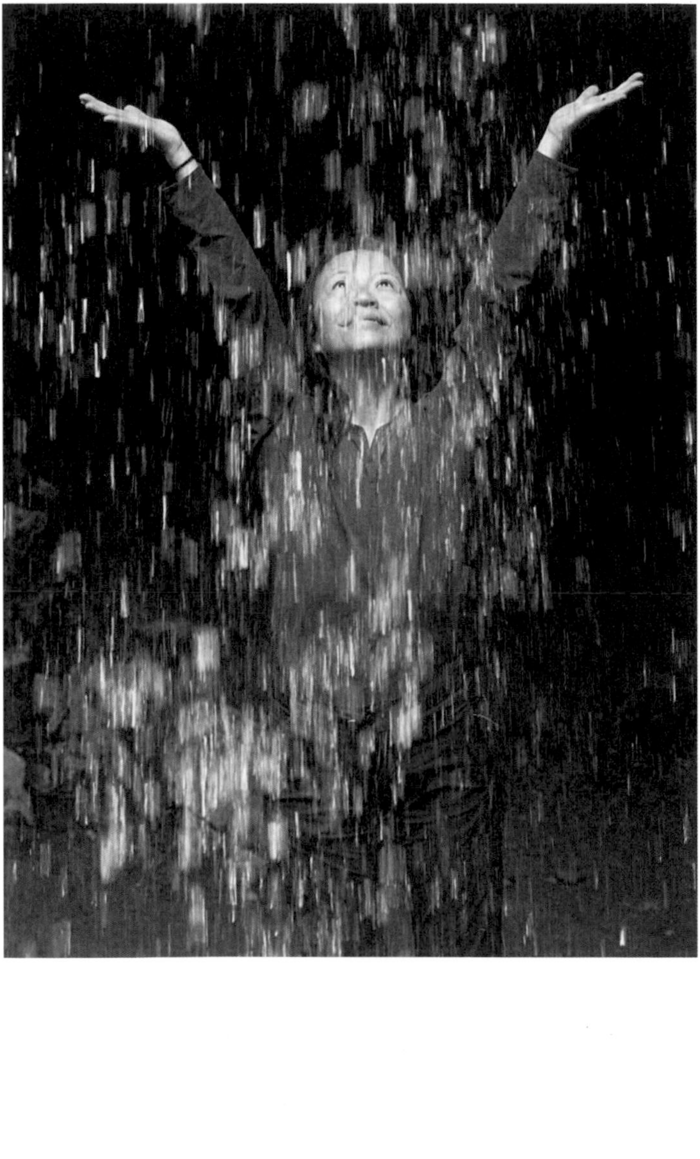

I

癌變

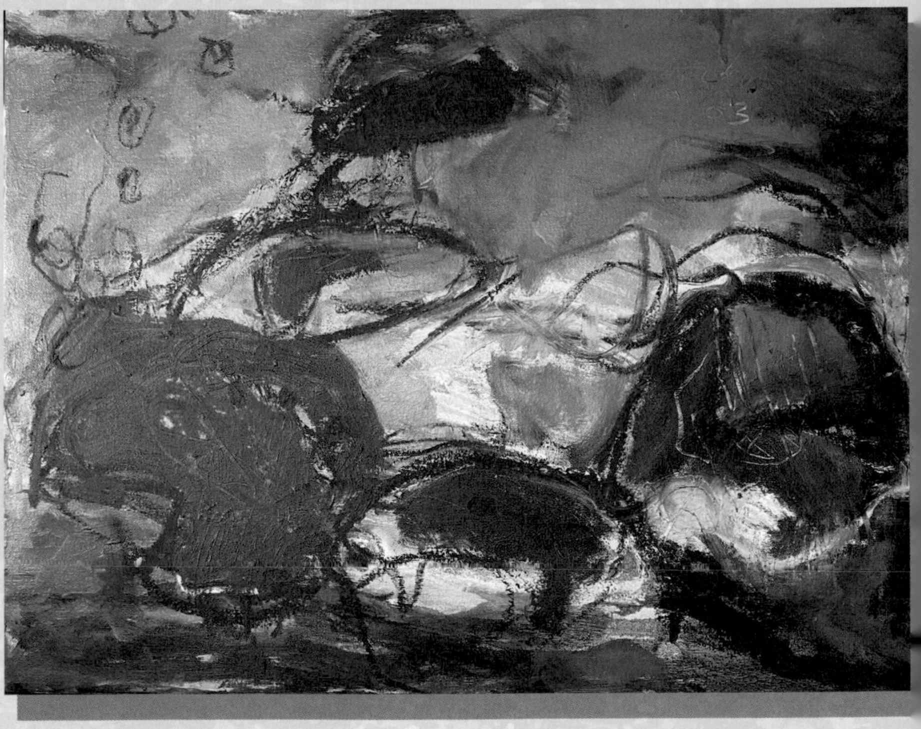

油畫，〈吞噬〉。

1 醫院來拜年

二〇二〇年十二月三十日

護理師遞給我棉布病袍，等她離開帶上門後，我褪去上衣、胸罩，套上寬大的病袍，坐在椅子上，抱著迅速冰冷的手臂，等著檢驗師前來。

今天會坐在這，是因為暑假的時候，保險公司 Kaiser 打電話來，提醒我做乳房攝影例行檢查。這一年來，美國的新冠病毒疫情嚴重，沒事能不去醫院就不去，很多的非急性檢查與醫療都延後。我之前做過三次乳房攝影檢查，每次都清楚的得到健康的影像，所以這事就先擱著。

不過先生 Robert 一直催我去，他的母親因乳癌病逝，他希望我也可以重視檢查。拖到十二月，我才打了電話去 Kaiser，馬上安排今天做乳房攝影。

眼前巨大的儀器讓人畏懼，我在幽暗冰冷的空間等著，說不上是擔憂不安，還是就是無奈的接受。不多久，門上傳來輕扣，檢驗師進來，核對我的生日、姓名、檢查項目後，她讓我走上前，按著指示，把乳房放在一個凸出的平台上，上方一個透明托盤般的東西緩緩朝著乳房前進，接觸，壓迫。

小小的乳房被機器壓過來，壓過去，明顯的不舒服，會疼痛，不過可以忍耐。照完後室內燈光大開，完成一件心頭上的事，該做的事從清單上劃去，感覺心也明亮起來。像往常一樣，等著郵件告訴我一切沒事。

二〇二〇年十二月三十一日

我們在美國西岸，因為時差的關係，散落在全世界各地的親人朋友，分別跨入另一個時空，進入新的年頭，而我們還是在二〇二〇。手機上的群組，臉書上的貼文，大家互丟新年快樂的貼圖，歡歡喜喜。

電話鈴響。

看到來電顯示是Kaiser，醫院也來拜年嗎？

「我們昨天在妳左邊的乳房看到陰影，不能確認為正常，所以希望妳再來複檢，一月十二日可以嗎？」

心裡「咚」的一聲，我聽到了什麼？愣了一會，還是打起精神，約好時間。

掛上電話後，我馬上哭了出來。

我一向健康，被要求做的檢查沒有遺漏過，任何檢查都是可以過關的。這通電話，丟給我一個從沒有過的炸彈。

我上網對幾個好朋友哭訴心中的焦慮，結果這群媽媽朋友一個個告訴我她們的經驗。有的有水泡，有的有鈣化點，有的針筒取樣，有的開刀取樣，平常閒話家常，罵先生怨婆婆炫小孩的朋友們，原來背後個個都是身經百戰。女人身體承受的居然是這麼多苦難，壓啊，擠啊，針啊，刀啊，這麼多人都是這樣走上一遭。

「一定沒事的，醫院都是比較謹慎。」大家如此安慰我，給我信心。

我忽然覺得，我也太大驚小怪了吧，只不過醫院通知複檢，連個影子都沒有就昭告天下似的哀嚎，太丟臉了。還好大家都很有耐心，沒人笑我，都很好心的安慰我，叫我寬心。

有朋友家人的安慰真好，我決定先不要嚇自己，繼續跟大家拜年，好好過新年。

二〇二一年一月五－十日

新年假期，我們沒有出門。Robert已經退休，我在家自由創作，不用人擠人跟大家在長假中搶旅館排餐廳。

等假期過了，年輕人都去上班了，我們決定去亞利桑那州來一趟小旅行。

我們特地開車來到一片沼澤地，這裡是野生動物保護區。在冬天，有上萬隻的沙丘鶴從北方的猶他州飛來這裡過冬。場面非常壯觀，牠們一起歡樂群聚，發出嘎嘎的叫聲，整個湖面充滿響亮的鳥鳴，萬頭攢動，那種強而有力的生命力，很讓人難忘。

鶴一直有長壽的象徵，在新年期間看

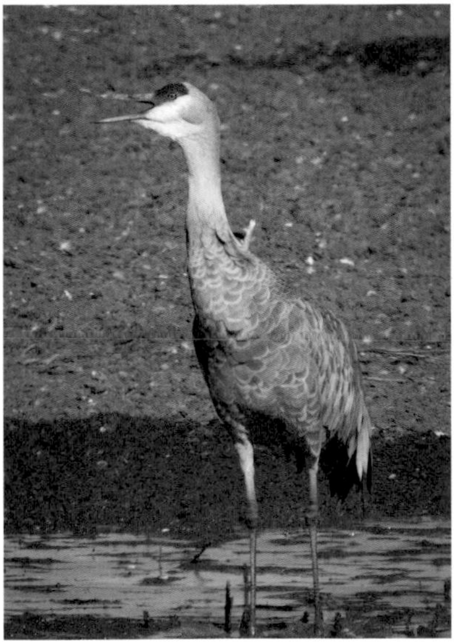

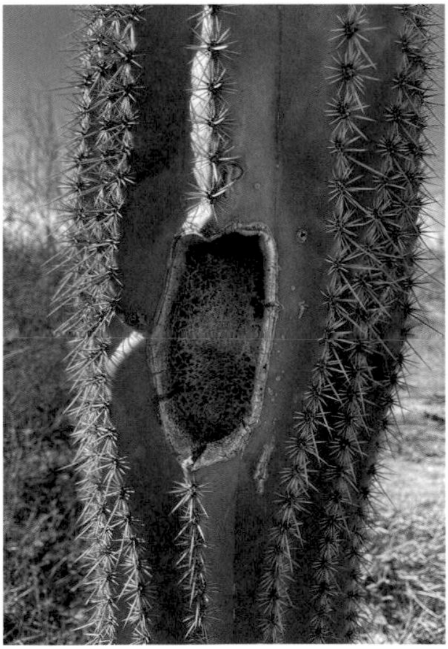

到這麼多鶴，彷彿可以沾到吉祥的福氣。不過，群鶴不時飛過，在我們頭上盤旋，我比較擔心會不會沾到鳥大便。

這趟旅行還看到難得一見的野生動物。在北美洲，看到鹿、浣熊、郊狼等，已經算是很普遍的，甚至有些是惹人厭的。這次在亞利桑那州的山上，我們看到南美浣熊，還有野豬，就這樣大搖大擺從眼前走過。

俗語說，沒吃過豬肉，也看過豬走路。用在現代，完全不合宜，大家都吃過豬肉，看過豬走路的可稀奇了，更不要說在山上看到野豬散步。

除了上山，我們也去了沙漠——巨人柱國家公園（Saguaro National Park）。Saguaro是一種高大的仙人掌，在這裡被好好的保護著。在一片片乾燥貧乏的砂礫地上，它們高聳入天，在險惡的環境下生存，難怪需要全身帶刺。

我看到一株仙人掌的表面有一個洞，可能是遭動物或昆蟲咬傷；也可能是受某種病菌侵襲，裡面有黑黑的斑塊。

我想到乳房裡那顆被偵測到的鈣化點。

護理師說，不能確認為正常。

它是不是也準備在我的身體裡面蔓延出這麼一塊缺口？

我看著這株仙人掌，它被侵蝕出一個洞，外型不再完美，裡面有著跟健康植株不一樣顏色的黑色斑點。但是洞口是癒合的，仙人掌是健康挺直的，我倒是覺得它有另外一種特殊的美感，忍不住拍照下來，細細品味。

二〇二一年一月十二日

上次的電話中，護理師提醒這次檢查會比較詳細，大約要一個半小時，有兩項檢查，一項是乳房攝影，另一項是超音波。

中午十二點，我準時到達。因為新冠疫情的關係，醫院人比以往少，但也不是空蕩蕩的，大家戴口罩，進去量體溫，等候區的座位也不可以連坐。

沒等多久我被叫喚進去，換上袍子，檢驗師很仔細的幫我喬姿勢，照了左邊乳房的攝影。

「好了，我先拿給醫生看。妳先坐在這裡等，有時候醫生會要求多做幾次攝影。」

沒想到這麼快就有醫生當場看片子，太好了。我等著醫生跟我說，就是良性水泡之類的結果。沒多久，檢驗師回來了。

「醫生要求不同角度再多照幾張。」

我又被要求用其他更怪異的姿勢拍片，像是身體向前進，可是人向後傾，聽起來矛盾不合人體工學的字眼，還好檢驗師用手幫我引導，幫我往前推又往後拉；臉某個角度傾斜，背某個角度彎曲，我努力的配合，直到她滿意的點頭。我再度在陰暗的房間等候，檢驗師進來告知我，下一步去照超音波。

我回到等候室，傳簡訊給 Robert 和女兒，同步告知他們進度。醫院的速度很快，沒多久又叫喚到我。

這次我躺在檯子上，另一位檢驗師幫我做超音波，她皺著眉頭，在我左邊腋下的地方來回推著機器，時間好久，有半小時吧。終於結束，她請我繼續躺著，她會讓醫生來說明結果。

馬上就知道結果？不用回家等？好快啊。這樣也好，等候的心情很阿雜的。

一位醫生很快就進來，他告訴我，左邊乳房有水泡，這部分不用擔心。另外還有鈣化點，為了安全起見，建議我做粗針穿刺切片（core needle biopsy）。這很簡單，恢復得也很快。

之前網上媽媽們的親身經歷中，也有聽過這個步驟，感覺不嚴重，想想應該是小事，馬上答應。

「好，可是什麼時候做？我還要再回來嗎？」想到還要等待幾天就很煩。

我想，人都在這，也做了那麼久的檢查，不差這一小針。「如果能的話，希望今天就可以做。」我說。

沒多久，護理師來跟我說，現在剛好可以做，她提醒我先去上個廁所。

上廁所？我開始覺得不妙，打個針能多久？

「這個過程差不多要一個小時喔。」護理師小姐說。

上完廁所，我告訴 Robert 跟女兒，我要去做取樣檢驗，兩人都嚇一大跳，女兒還說：「媽，轉頭不要看針，就不會怕了。」簡單的話令人一陣溫暖，是女兒對媽媽的呵護。

我被帶到一個房間，中央有個大桌子，桌子中間有個洞，我被指示側躺在桌子上，左手和左乳房從那個洞穿下去。

另一位醫師來做取樣，她每一個步驟都對我詳細解釋，說明她在做什麼。

首先她和另外兩位檢驗師先用攝影幫我定位，花了一點時間找到鈣化點的位置。然後她告訴我要打麻藥，因為會痛，所以我身體會動，但是她千萬囑咐我，不可以動。

這時我開始害怕起來，還好有一位檢驗師過來用手壓著我的身體，讓我安心了些。

這是整個過程中會痛的地方，之後醫生說她要插針進去，我更是千萬千萬不能動，不能講話。

此時我完全沒有感覺。過了一段時間，醫生說結束了，除了取樣，她還放了一個微小的晶片進去我的乳房，日後可以追蹤。我謝謝她之後，她先離開。

檢驗師幫我止血、上繃帶，告訴我之後的護理方式。現在我可以離開了。

我傳簡訊給Robert，他說已經開車在樓下等我。

我走出醫院大門，看到他微笑的臉對著我，只是臉色有些僵硬。我猜，當時我雖然戴著口罩，但是臉色應該明顯的不好吧？

我上車後盡量擠出沒事的表情，可是我自己知道，整個過程我真是嚇得臉色鐵青。

回家我告訴朋友們我被插針取樣，大家忙著安慰我，要我寬心，像我這樣沒有症狀、沒摸到硬塊的，通常都是虛驚一場。女兒也上網找資料，說鈣化點會轉化成癌症的機率只有百分之二，不會有事的。

我想也是，醫生說三到四個工作天就有結果，會再以電話通知。我雖然預知沒事，但是還是想快快接到電話，安心下來。新書四月出版，計畫要回台灣，很期待可以見見家人，會會讀者。可是因為這個不確定的檢查，讓我不敢馬上買機票，決定確定沒事後再來安排回台事宜。

2 妳的左邊乳房有癌細胞

二〇二一年一月十五日

今天是我大女兒的二十一歲生日，在美國的法律下，她可以合法飲酒、買酒了，是成長的另一個重要階段。

今天，也是取樣後的第三天，插針的傷口終於比較不痛了，我拿下上面的紗布，只剩下裡面的小膠帶。小膠帶上可以看到乾掉的血跡，感覺滿恐怖的。三天來，傷口讓我很不舒服。首先當然是因為麻藥的關係，我在家昏睡二十四個小時，全身無力。之後，傷口的疼痛讓我哼哼哀哀，真是覺得挨這一針很痛苦。

早上我們先去公園，我繞著公園走一圈，脫離麻藥的昏沉；快步走的我享受著陽光，覺得生命真好。

中午忽然想吃蝦，我們前往大華99超市。就這樣，買了好多美味的食材，回家吃好料。我們很少外食，通常是出門到比較遠的地方，來不及趕回家備料時才外食。甚至我們旅行時，也經常帶自己的食物，或買當地的食材，大約幾天才外食一次。

這一天不管去哪，我緊張兮兮的確定手機在身邊，不想錯過醫院的電話，因為今天是醫生說的第三天，不是今天的話，就要等到下星期二。

中午醃烤了蝦子，藍鑽蝦真的好鮮，味道好甜啊！我們倆分食一大盤，就在我吃最後一隻蝦，雙手沾滿橘紅色的蝦汁時，手機鈴聲響起，是 Kaiser。

我跟 Robert 對望一眼。來不及洗手，我用唯一乾淨的小指關節接聽電話。

「請問是陳郁如嗎？」在確定我的身分後，她說：「妳的取樣結果出來了，左邊乳房有癌細胞……」

她講了一大堆，我只是愣在那。

原來，我有浸潤性腺管癌（Invasive ductal carcinoma），不知道是哪一期，要開刀才能確定。在安排開刀之前，他們要我再做右邊乳房的檢查，確定右邊乳房的狀況再決定開刀方式。目前安排是一月二十日星期三。

得到這樣的結果，震驚、混亂、傷心一起湧上來，嘴裡的鮮蝦完全失去味道，沉甸甸的苦澀緊緊壓著胃。想不到，我在女兒的生日這天得知罹患癌症。

那對終年隱藏在層層保護下的乳房，在二十一年前女兒出生的那刻開始展開功能，

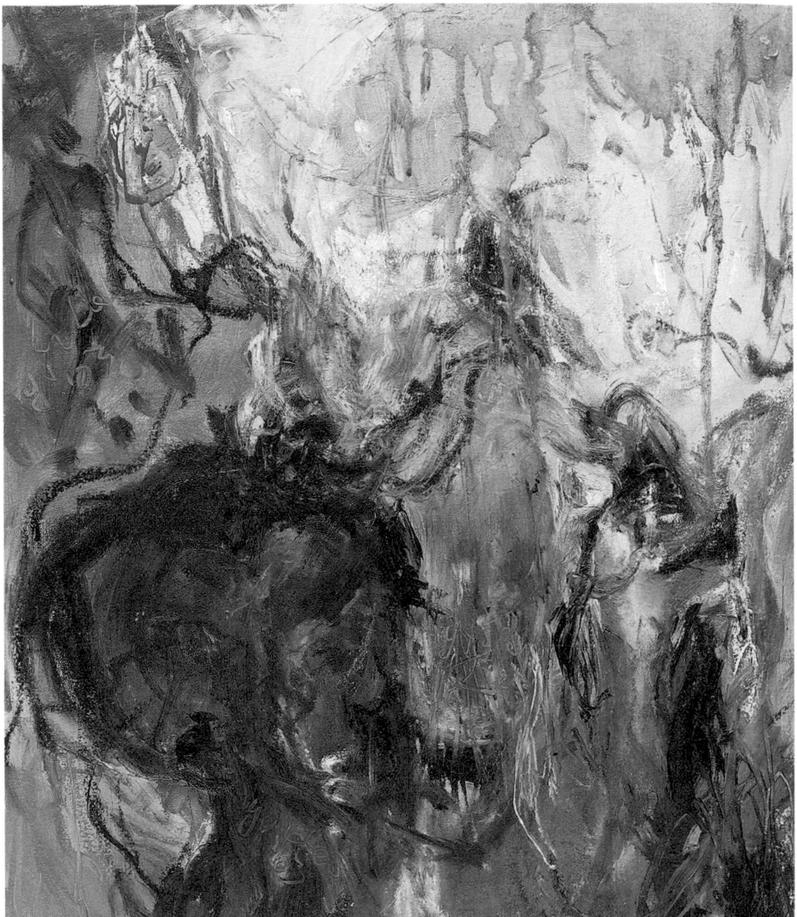

油畫，〈哺餵三〉。

分泌乳汁，提供養分，餵養小孩。五年後，二女兒出生，乳房再度發揮功能，養大第二個生命。二十一年後，在大女兒生日的這天，它們被宣判有病變，已經被癌細胞強行進駐了。

Robert 等我聽完電話後，張開雙臂把我緊緊擁在懷裡，兩人無語。之前幾項檢查，雖然還不確定，但是已經是某種可能的預告，今天得到證實，對他來說，是心疼的無奈，不得已的接受。

許久之後，他放開我，拉著我坐下。「不管之後要面對什麼，我要妳知道，我會跟妳一起度過。」我看著他，眼神真切，裡面滿滿的不捨，我點點頭。

他說的不多，但是我知道，他每一句話的背面都是用百分之兩百的行動來實現的。

二〇二二年一月十六－十八日

這三天是難以接受期。

這是很奇妙的感覺，醫院已經口頭告訴你「得癌症」了，我也在網上找到一些相關資料，可是某個程度又不相信真的發生，覺得醫生隨時會跟你說：「喔，妳沒事了，明年再來乳房攝影就好。」

整個心情是浮動的、不確定的，是無盡的沉重與無限的虛空。一方面震驚，一方面又覺得，會這樣也是應該的。幾年來，生命經歷許多大起大落，悲歡離合，憂喜怒懼，嫉恨愁苦。感情心緒的拉扯讓身體也跟著墮落，負面情緒餵足了癌細胞養分，它的壯大也是可以理解的。

但是身邊的每件事還是持續著，我看著新聞，刷著臉書，台灣有醫院院內確診，社區感染發生，謾罵滿天飛，大家忽然都是專家；美國總統就職，卻出現像第三國家才有的暴動；加州新冠病毒確診三百萬，這數字多，但是意義不大，每天兩萬的新確診人數才是心驚。

癌變的身體，與世界每個角落躁動的靈魂共同存在。

我想到「仙靈傳奇」系列寫到的闇石。一股不知道被埋在哪的黑暗力量，無聲無息，悠悠蕩蕩，已經滲透到惡化的細胞裡，進駐在人心裡。

我開始學著要跟這些，一起相處。

二〇二二年一月十九日

前一天，跟 Robert 預定好了，今天一起包包子。想在二十日檢查的前一天安定心情，睡前我跟他說：「我好興奮，好期待明天一起做包子。」

今天一早，他先幫我給香菇泡泡熱水澡。我起床吃完早餐後，開始量麵粉，做麵團，等麵團發酵時，我們著手做內餡。

牛絞肉打出筋，加入絞碎的高麗菜、香菇，放入調味料，粉絲泡軟、切碎、加入，增加不同的口感。

發酵好的麵團，輕白柔軟，有彈性，手捧著會油然升起呵護感，帶著療癒的神聖。然後開始搓揉擠壓，呵護感變成蠻力，壓出裡面的氣體，用力用力，心裡的抑鬱彷彿也壓了出去，還是帶著療癒的神聖。

兩人合作，繁瑣的中式麵食製作過程顯得有趣又輕鬆多了，十二個包子，一個人負責一半，所需的時間也馬上對半。

等著包子出爐時，Robert 過來給我一個擁抱。「妳知道嗎，妳昨天很興奮的說很期待跟我一起做包子，我好感動喔。」

「真的嗎？為什麼？」我本來擔心，我拉他做這些廚房的工作會不會讓他不想做，又勉強答應？

「因為我很高興，可以一起做件讓妳開心期待的事。」他微笑的說。

很簡單的一句話，但是背後的心意意義重大。在他與我的兩人關係中，有一件事是我以前沒有經歷過的，那就是「兩人都想要去做讓對方快樂的事」。重點在「兩人」，而不是只有其中一人做想做的事，另一人委曲求全。我們兩人除了各自是完整個體，能夠自我成就之外，同時，我們也都很願意做讓對方快樂的事，這中間的心情也不只是「願意」而已，我們會在看到對方快樂的同

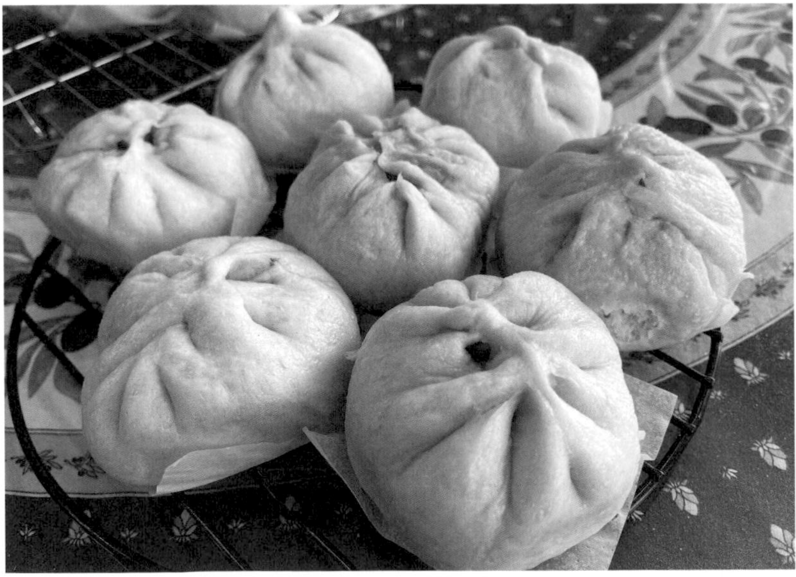

自己做的肉包子。

時，自己也快樂，那心情是一種享受。兩個人的快樂是互相迴盪，一起加乘的。

面對癌症，相信另一半的焦慮不下於我，在這段期間，他努力把自己架起成為穩定的支柱，讓我隨時可以依靠。他無法替我擋去癌細胞的侵略，但是他給我實質的陪伴，努力滿足我生活中任何小小的願望。一起做包子對我們來說，不只是晚餐而已，我們把支持揉入麵團裡，把愛心包入餡料中，從炙熱爐火中蒸出柔軟飽實的真滿足。

二〇二一年一月二十日

再度進醫院做檢查，把右邊的乳房做更詳細的攝影。令人高興的是，右邊乳房是健康的。放射腫瘤科醫生說，左邊的腫瘤看起來很小，不到一公分，應該開刀切除就可以，不過他不是乳房外科醫生，詳細的狀況要由外科醫生評估，還得看手術當時的狀況。到時候會有人打電話給我，約定與手術醫生第一次的見面諮詢。

醫院速度很快，我們還沒走到停車場，我就接到電話，約了一月二十九日下星期五，那天會跟醫生見面討論手術的方向。

3 癌症菜鳥的進修課

二〇二一年一月二十三日

把得乳癌的消息公布在臉書後，得到好多好多令人暖心的訊息，有貼文回應的，有私人傳訊息的，有打電話給我的。

有了智慧手機和社交媒體後，打電話這種古老的傳統變成奇怪的禁忌。這年頭只剩下詐騙電話、商業推銷肯勇敢打給你。朋友之間想用電話聊天，還必須先用簡訊確認才叫禮貌。這次的乳癌事件倒是讓大家變得勇敢了，我開始接到朋友們的電話。我拿著手機，用聲音傳述感情，想什麼就講出來，迅速，直接，感覺好過癮、好熟悉又好陌生。好久沒有這樣有溫度的分享啊。

其中最多的就是得過乳癌的朋友們，她們最確實的知道我的感受、我的害怕。她們無私的分享心情，怎麼走過來，日後的身體修護、持續的用藥等等。

有的講得輕描淡寫：「喔，我就是先開刀，拿出來，然後……」休但幾勒！這不是從袋子裡拿出一顆蘋果那樣簡單啊，對沒開過刀的我來說，每一個步驟都是嚇人的，像是開刀會不會痛？有多痛？全身麻醉嗎？開刀要多久？住院嗎？妳切除乳房嗎？有重建嗎？

有的則是描述得仔細又嚇人：「一個朋友醫生說是一期，結果開刀打開來，滿天星！馬上變三期！滿天星是什麼你知道嗎？」

不用解釋，我這個癌症菜鳥也猜得到什麼意思，「就是馬上 upgrade 了？乳癌 1.0 升級 3.0？」

朋友笑了出來：「差不多。」

都是苦笑。

我的一顆小小腫瘤，開刀後會如何？不敢去想。

乳癌病友的聊天，像當過兵的男生聊天，「喂，你那一年、哪一期的？」大家各自訴說箇中經驗，怎麼被操的，傷口有多大，有多痛，有沒有疤？等等。只是我們沒有驕傲榮譽，回想起來都是恐懼。

一部分朋友則是擔心我在美國有沒有保險，建議我回台灣就醫。可能聽太多美國就醫沒有保險很貴的故事。其實事實相反，我雖然出版品所賺的每一分錢在台灣都繳足了稅，可是在台灣是沒有健保的，回台灣就醫不知道需要多少錢。在美國，我跟 Robert 結婚後，用配偶的身分加入了他的保險「凱薩醫療機構」（Kaiser Permanente）。KP 有完整的保險與醫療系統，我全身的檢查與就醫紀錄都是一體的。到目前，乳房攝影的檢查、超音波、粗針穿刺切片等等全是免費，所以暫時沒有回台灣就醫的需要。在美國我可以得到完善的醫療。

說到這裡，我要感謝他們對乳房攝影的重視。從四十五歲開始，他們會要求我去做乳房攝影，然後每兩年提醒一次。沒有這次的攝影，我絕對不會發現腫瘤。因為我沒摸到硬塊。

發現癌症後，我打電話回台灣給媽媽。我問媽媽，妳以前照乳房攝影有過問題嗎？我身邊無數個朋友都照過，結果有水泡、有纖維瘤，都是良性，她們當時也都安慰我，不用擔心，百分之九十都是沒事。

「我從來沒做過乳房攝影。」媽媽說。

「沒有？醫生沒叫妳去做？」我驚訝的問。

「都是叫妳自己摸一摸，摸到才去照。」她說。

發現乳癌的人裡，很多人是摸到硬塊才發現的，比例非常高。很遺憾的，等摸到才發現，常常已經不是零期了。晚期不見得會致命，但是，醫療的過程就比較辛苦了。

朋友告訴我：「我們常常聽到人家安慰，『誰誰誰得乳癌，三期、四期，現在活了幾年又幾年了，她們現在也過得好好的。不要想太多。』好像我們的乳癌是『想』出來的！她們不知道的是，還有很多手術化療後不能間斷的醫療過程，無止盡的副作用，是一條很辛苦的路。」

我可以聽到她在話筒後面，艱辛活過來的慶幸，又艱辛活下去的痛楚。

樂觀，是我們被要求的品德；勇敢，是不得已的選擇。

最後，做一個雞婆的人，請各位美麗的女性朋友一定要按時去做乳房攝影檢查；各位愛護太太、敬愛媽媽的男性朋友，請提醒家人去做檢查。想想，如果當時沒聽醫生的話，沒聽 Robert 的話，沒有進行這項檢查，等我摸到硬塊，已經不知道多嚴重了。

二〇二一年一月二十五日

很多乳癌患者在得知確診後，除了面對身體的改變、醫療未知的恐慌外，對於目前工作的安排也會感到徬徨。要不要讓上司知道？要不要請假？會不會影響業績？老闆能不能接受？同事能不能體諒……很幸運的，身為專職作家，沒有上司要面對，沒有公司要打卡，我的工作的確比較有彈性。而且當讀者知道我的狀況後，很多人都很心疼，大家紛紛表示，很期待我的新書，但是希望我以身體為重。

還有讀者知道我在美國不容易買到台灣的醫療口罩，紛紛千里迢迢寄一箱箱的口罩給我。在口罩比錢還珍貴的非常時期，真的很溫暖，很感動。

但是工作上還是要安排，去年年底寫完的《養心》，按照計畫今年四月出版。另外我延伸〈靈羊〉短篇故事而成的長篇單本完整小說《長生石的守護者》，本來計畫晚些出版，但在不知道自己是怎樣的情況下，我有點擔憂。我相信醫療，但是世事無常，很多變化難以預料，很多未來的計畫很可能在不能控制的情況下無法完成。

我真的很希望看到這本小說出版。如果在治療過程有什麼呸呸呸的，還沒來得及寫出來的就算了，但是已經完成的，我希望不要錯過。

我跟小麥田出版社說明我的願望，出版社在表達體諒的同時，也全力支持我的夢想，著手準備出版。準備出書一向是讓人興奮的，校訂、封面設計、請誰推薦、哪張照片當作者照……每個環節都是令人萬分期待的，在焦慮懸浮的時刻，有件這麼正面的事可以全心全意的期待，感覺很振奮又很踏實。

二〇二二年一月二十六日

早上我們去走路。不多，四點五公里。這是知道得癌症以來，第一個對自己的堅持。每天走至少三公里的路。

偶爾在臉書貼了野外的照片，出了兩本旅遊書，大家開始有美麗的幻想，覺得陳郁如一定身手矯健，是個登山小將、野營專家。其實不是，在家裡也是容易窩在沙發上，當然也會在沙發上網、寫作兼睡覺，跟一般人一樣。還好我不追劇，不然就更爬不下沙發了。

對我來說，每天三公里這小小的要求，是不容易的。但是手術之前，希望自己的體力可以養好些。

下午維持上網、寫作、睡覺。三件事沒有一定的順序，通常寫作的時間多，不過最近上網查癌症資料的時間占多數。想在星期五跟醫生諮詢前，多了解一些乳癌資訊。除了專業的醫療名詞和過程外，我有幾個心得：

一、我一時死不了。乳癌的治癒率高。

二、治療乳癌的方式很多種，先開刀還是先化療，要不要全切，要不要重建，都有很多討論空間。不是只有單一選項，所以每個人的經歷各不相同。

三、乳癌治療不是開刀和化療就好，之後的藥物控制、忍受副作用才是漫長的路。

一開始，我對開刀有很大的恐懼，怕痛，又不知道會不會全切，要不要重建。但是現在，我害怕的是吃藥以及副作用。這兩天，我一直在想，為了減低（不是根絕喔）乳癌的復發率，卻要耗掉體力健康與生活品質，甚至可能造成其他癌症的發生，這樣的交換，感覺很詭異。我沒說我不吃藥，我只是思考。

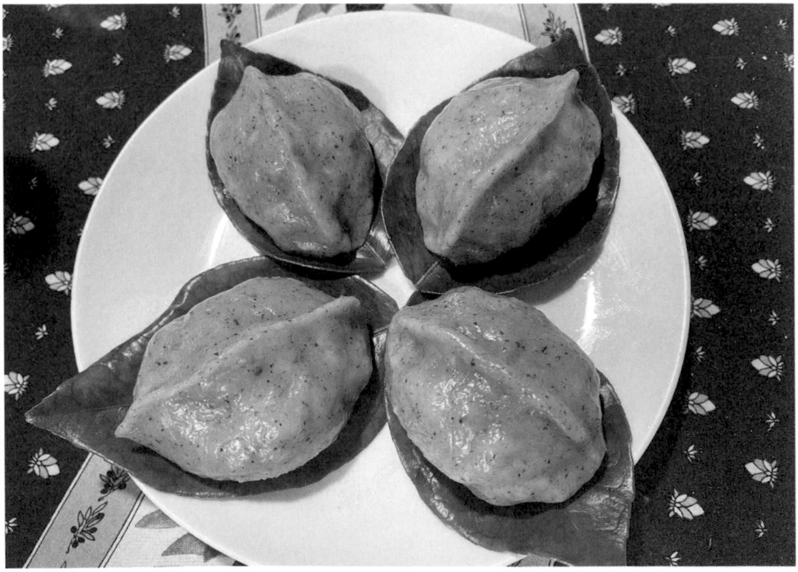

自製艾草粿。

最近不少人跟我說，要改變飲食，改變作息。平常我們就是早睡早起型的人，很少外食，即使出遠門旅行也常常帶著食物同行。不僅這樣，我們家院子種滿蔬菜水果，餐桌上的食物很多都是自給自足的。

像是今天晚上，做了拿手的艾草粿。艾草是自家種的，裡面的蘿蔔絲乾是自己晒乾的。炒了一盤白菜加香菇、蝦米佐黑蒜頭，白菜也是自己種的，感覺特別甜，是外面買不到的滋味。Robert 榨果菜汁給我喝，有我最愛的富士蘋果，加上紅蘿蔔、檸檬、薑黃粉，鮮粉橘的顏色看著就討喜。我們還分食了一顆柚子，白金柚（oro blanco）是它的品種名，這應該是我目前吃過最好吃的柚子品種。家裡也種了一棵，小小的，上面只有一顆果實，我們耐心的等著它成熟。不知道，是我先開刀呢，還是我會先吃到自己種的白金柚？

二〇二一年一月二十七日

常常看到朋友雅芬跟杜醫師在臉書貼上她們一起爬山的照片，我厚著臉皮問可不可以跟，她們心地善良的允許。第一次約的時候我剛做完粗針穿刺切片，痛到不行；第二次遇到下雨取消，多旱的沙漠，一定要在我跟朋友約的時候才下這種不能止旱只能掃興的雨，真是氣結。我苦苦哀求，請她們千萬不要放棄我，終於，今天約成了。

早上我特別早起，做艾草粿給大家吃。人家不怕妳拖累，自己要懂得感恩回報。疫情期間，大家都會小心，我曾經收過鄰居做給我們的餅乾，她附上紙條說，她做的過程中都戴口罩戴手套，我覺得這是很貼心的做法，我也如法炮製，口罩手套都用，只差沒穿防護衣。

我們開車來到指定的地點，這看起來一點都不像登山口。

「這裡都是住宅區耶，難道誰家的後院就是登山口？」我看看四周說。

Robert 誇張語氣，「喔，我忘了告訴妳，其實我們幫妳辦了 surprise party 啦！」

「是喔，我不知道原來癌症也有 cancer shower。」我瞪他一眼。現在會拿自己的癌症開玩笑了。

（在美國，準新娘的朋友會幫新娘辦 bridal shower，類似告別單身的驚喜派對；快要生 baby 的準媽媽，親友也會幫忙辦 baby shower，幫她先籌備生產用品。我自己也開個玩笑，說朋友要幫我辦 cancer shower。）

跟雅芬取得聯繫後，原來弄錯地方了，我們決定換另一條登山路線，我們要去馬鈴薯山。

來到集合地點，大家有默契的戴上口罩，保持距離，然後開始上山。這星期因為斷斷續續的下雨，沙地吸足了水分，並不會揚沙塵，也不會有滑動的沙子，安全許多；路況好走，沿路的山腳還可以看到殘雪。只是我太缺鍛鍊了，很容易喘，平常 Robert 賞鳥，或者我拍風景，我們的爬山活動屬於鬆散的散步型。雅芬她們的就是鍛鍊運動型的，一路不停的快步走。說實在，對我來說很需要，讓我的骨骼肌肉有機會真的運動。

中午我們來到山頂，吃著各自帶來的中餐，雅芬給我她用自己烘焙的麵包做的三明治，實在太好吃了，好吃到我差點忘了我得跟 Robert 分食。

艾草粿也得到好評，還有人問我考不考慮出來賣，給足了我面子。其實我覺得是因為大家爬山消耗這麼多體力，真的餓慌了，才會覺得特別好吃，如果真要賣的話，使用說明一定要建議大家先走三公里的山路再來吃。保證好吃加倍。

再過一天就星期五，可以更清楚知道手術安排的事宜，我也可以來更新消息，大家應該快受不了一個艾草粿也可以寫兩天的日記。

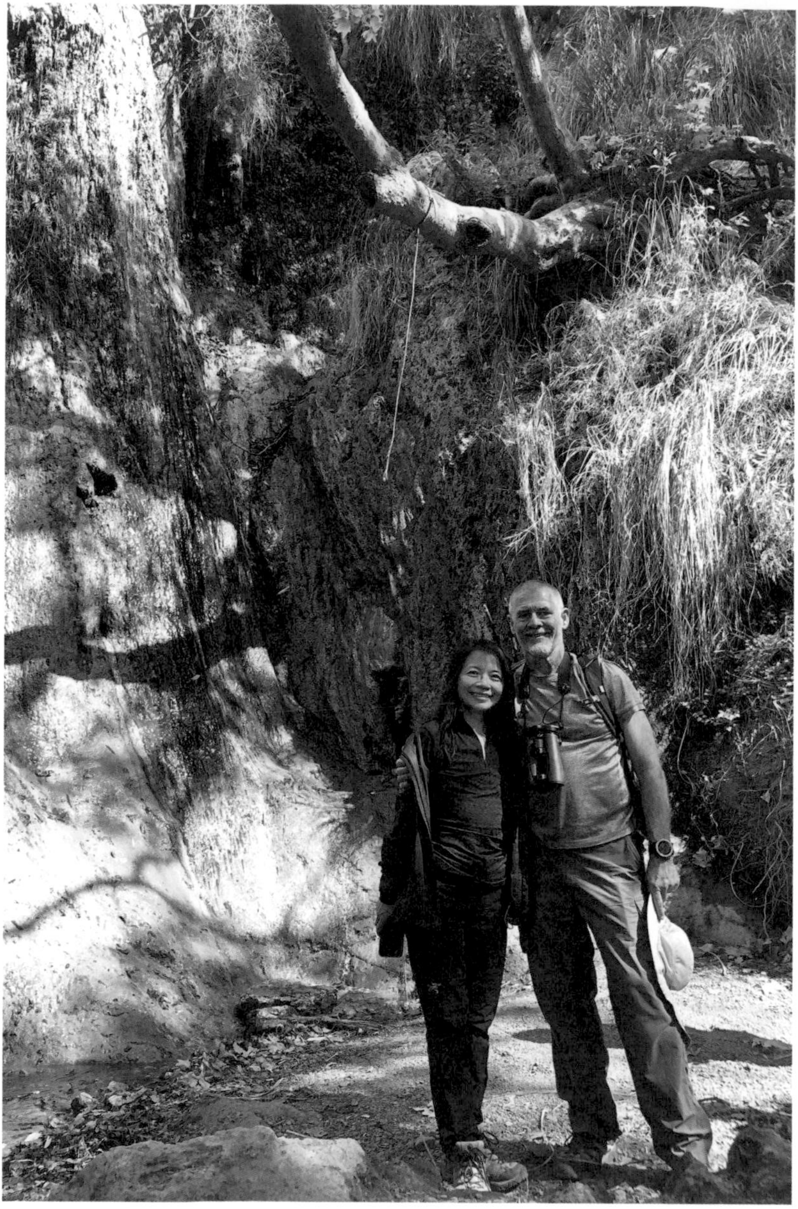

4

苦著笑著，勇敢著

二〇二一年一月二十八日

今天決定整理一下房間，如果接下來的很多光陰是要在床上度過，很多事必須在床上做，我會希望房間更清爽乾淨些。

床單已經破了一陣子了，此時馬上決定，上 Amazon 買一套。既然要躺，那就躺舒服的。打開衣櫃，那些太小太舊捨不得丟的，老是妄想哪天減肥還可以穿的，一一拿出來，明天可以放到院子前讓用得到的人認領。這附近住的人家比較不那麼富有，常常舊東西放屋前都會有人拿去用。本來抽屜因為過多的衣服卡住而關不上，或拉不出來，雖然還是繼續生活，還是可以用，但總是諸多不便，現在每個抽屜都平整的回到原位，拉開、推回都很順暢，感覺也很舒心。

我的乳房是不是也會這樣？現在被癌細胞占住，生活卡住了，但是將來也會被清空，回到安全的點？

中午另一位乳癌朋友打電話給我，她告訴我，她的狀況就是一邊發現腫瘤，全切重建後，吃泰莫西芬五年，這五年，泰莫西芬的副作用嚴重影響她，她得到關節炎、骨質疏鬆；但是五年的耗損還是宣告失敗，之後另一邊乳房也發現癌細胞，最後也全切。這更讓我覺得，用傷害身體某一器官的方式來保住另一個器官，是不是哪裡不對勁？而且看到一些例子與數字，服藥只能降低癌症再發，不是肯定阻隔癌症再發喔。我跟Robert討論兩邊全切的可能性。很多人一定不能接受，但是用一邊的乳房，換得全身骨頭的安好，換得子宮卵巢的安好，換得生活品質的安好，有沒有可能？

二〇二一年一月二十九日

早上人還在床上，因為前一晚沒睡好而賴著床。Robert已經把茶泡好放到我床邊，我們在一起四年來如一日，我每天早上醒來會有一杯不加糖只加枸杞的熱薑茶等著我。

「我要多加強中文，」他坐在我床邊，給我看他手寫漢字的練習筆記，「做回台灣的準備。」

他的話讓我心裡一暖，微笑起來，但是同時一股心酸猛然冒上來。台灣一時回不去了，學校的演講、簽書會都要取消，今天要跟醫生面談手術治療的方式，要正視面對了。這幾天來的等待、不安、焦慮，統統撞上胸口，逼出眼淚。

我們準時到達外科手術室，候診間居然一個人也沒有，太令人安心了。我們坐下不到一分鐘就有護理師親切的帶我們進診療室，量血壓、脈搏、體重。我換好衣服，醫生就進來了。

她告訴我們對抗乳癌的醫療過程，還好這一個星期，我在乳癌社團做了很多功課，很多乳癌朋友現身說法，告訴我她們的經驗、她們學習到的知識，讓我在聽醫生描述的過程不至於太過震驚，或聽不懂。

我的腫瘤小於一公分，所以有兩個選擇：

一、局切，之後放療，然後口服賀爾蒙藥五到十年。

二、單邊全切，不用放療，還是要口服賀爾蒙藥五到十年。

我其實非常排斥賀爾蒙藥的副作用，我怕到甚至考慮如果兩邊全切，這樣是不是就可以一勞永逸，不用服藥？但是詢問過醫生後，她證實就算切去健康的乳房，還是會有復發的可能，還是會建議吃藥。也就是，之前以為全切就不用服藥的觀念是錯的。

如此一來，我考慮的不是一，就是二。

一時之間，我不知道如何選。全切聽起來好可怕，但是不用放療，復發的可能性絕對比較小，聽起來挺吸引人的。但是全切還要考慮之後的兩個選項，要不要重建？不重建，我可以接受空掉凹陷的單邊胸部，以及日後的日常不便嗎？重建的話，還有更多的問題要面對。

局切只取一部分的乳房，可以保留大部分的乳房，不用重建，之後的放療副作用不大，撐一下就過去了，復原得比較快。但是，打開取出化驗後，還是可能發現更多的問題，還要再次手術，不像全切那般俐落。

不管選一或選二，兩種手術都不需要住院，不過如果化驗的結果需要化療，日後都得化療。

我詢問醫生的意見，她的態度傾向局切加放療，她認為我的腫瘤小，不需要直接做全切。不過她不強迫我馬上決定，可以回家想想。

我們問了好多問題之後，醫生讓我們去下一個地方，會晤乳癌個案管理師（美國稱為 Breast Care Coordinator）。她告訴我一些開刀後的護理方式，如果要全切，有什麼特別的護理要注意，也安排會晤其他的醫療輔助單位。同時她也特別準備幾段影片，讓我們更了解乳癌全切、局切的差異。

回家的路上兩人都安靜，實在有太多的資訊要消化，太多的決定要做。兩種手術各有優缺點，要決定哪個對自己重要，哪個結果自己可以接受。雖然不緊急，但也不是可以讓妳慢慢考慮一、兩年的。

有時候聽其他人的經驗，「我去看了A醫生，他說要這樣那樣，可是我不喜歡，所以我去看了B，他說那樣這樣，我覺得那才是我要的……所以妳要多看幾個醫生！」

其實，乳癌的治療方式不是只有唯一，要根據自身的狀況；還有一點，自己「想」要的方式，醫生會給予建議，很多時候自己覺得不好的醫生，可能只是他的建議剛好不合自己的期待。我覺得還好我不需要去四處閒逛，shopping 式的找到合適的醫生，我很幸運，我的醫生是把所有選擇列在我的面前，優劣全在，而我們也事先做足功課，可以思考哪一種是我要的，哪些選項我可以接受，哪些我願意忍受。

我捏捏這個曾經滋養兩個生命，見證地心引力作用，軟軟的、塌塌的乳房，外表看不出什麼，但是裡面有個擴散的壞細胞。

很難想像。

我和 Robert 各自消化之前接收到的訊息，以及醫生、護理師的詳細解說，慢慢的，我們心裡有個底。晚上，我們花了點時間，仔細看完護理師給的影片，這些影片把兩個方案的優劣描述得非常仔細，讓我們更確定如何下決定。

我決定局部切除腫瘤，接受放療，接受賀爾蒙治療。

做了決定後，心情也輕鬆許多，我馬上傳訊息給醫生，希望她盡快幫忙安排手術的時間。

護理師告訴我，之前因為洛杉磯 COVID-19 緊急，所有醫生都被召喚去支援，許多開刀計畫被壓縮取消，包括外科部。我的手術醫生是今天才回到崗位幫我診斷，因為最近的疫情比較趨緩，所以手術的時間比較能釋放出來。這也是我選局切的原因之一，全切要等待的時間更久，趁現在疫情比較和緩的時候，趕快做一做比較安心。目前大約要等二到四週。

面對乳癌治療就是這樣，一個階段、一個階段的等待：等待化驗，等待時間，等待病床，等待復原……在等待的同時又要跟癌細胞賽跑，希望治療速度快過它的擴散速度。

晚上，我們在廚房準備晚餐。在我們家，煮飯這件事沒有因為我工作、他退休，所以都落在他的頭上。有時候我煮，有時候他煮，有時候一起煮。不是有工作的那個人就可以大辣辣的當公主。

我看他在忙碌著，忍不住問他：「到目前，你對癌症有什麼想法？」

他走過來，雙手環抱著我，「我覺得未來有很多的挑戰，但是我很幸運可以陪在妳身邊，可以照顧妳，我們會比以前更加緊密親近。我唯一擔心的是，萬一，萬一妳很久很久以後復發，我比妳大十四歲，那時候我不在了，怎麼照顧妳？」

心揪著，兩人靜靜的，不用言語。

等下要吃晚餐，氣氛還是要弄輕鬆一下。「哎呀，到時候我老了，應該很快就走了，誰去管全切、局切，沒那時間慢慢化療、放療、吃藥十年啦，也不用什麼照顧啦！」

日子就是繼續過下去，苦著笑著，勇敢著。

二〇二一年二月一日

早上接到電話，通知我手術安排在二月十二日。醫生的動作好快。

二月十二日當天早上七點要報到，打顯影劑。二月九日先去做 COVID-19 的檢測。疫情期間，多一套手續。現在我要比以往更加小心不能得到新冠肺炎，如果我確診的話，手術要再往後延遲。

我突然想到手術那天是大年初一。第一次接到通知要複檢是新年除夕，得知罹癌是在大女兒生日那天，現在手術是大年初一。感覺這一路的過程都在一個一個特殊的時間點，要我不能忘記。

其實，我們常常拿癌症這事來搞笑，並沒有每一分每一秒都很傷心。

＊Robert 用他的健身器材教我如何加強手部肌力，有一個動作我的胸部要貼在機器上面。

「這個壓著胸部緊緊的……」

「會痛嗎？」Robert 緊張的問。

「沒關係，反正我很快就沒有乳房可以壓到。」

＊朋友推薦我好用的保溼面膜。我說：「太好了，手術時無聊剛好可以用來敷臉！」

＊我很高興的跑去跟 Robert 說：「手術完最適合去露營了。」他問為什麼。「因為手術完不能洗澡洗頭啊，露營也不方便洗澡洗頭，剛好。」我說。

＊我有兩副同鏡框、不同度數的眼鏡。為了區別，我在其中一個鏡架上面貼了藍色的膠帶。

「這藍色也太明顯了吧？」Robert不以為然的問。

「這樣別人看到我就會把注意力放在眼鏡上，沒人注意到我的乳房不見了。」

當然，每次講完笑話，他就給我白眼加搖頭，我很擔心他白眼翻太多，眼球肌肉會受傷。不過，日子就是要在創意加笑意下繼續走下去，癌細胞絕對不會因為妳哭的眼淚多而被淹死，也不會因為妳的焦慮睡眠不足而累死，接受是第一步，然後一步再一步，正面迎擊。

二〇二一年二月二日

通常我們哪裡不舒服，比如說，頭痛就吃藥，讓頭感覺舒服；發炎就用抗生素，讓傷口復原。治療，是讓症狀減緩，病源消失。

癌症，至少目前我所經歷的乳癌，情況相反。我沒有症狀，沒有不舒服，不會痛，乳房外表看起來一樣，沒有紅腫變形發炎。我跟妳們一樣；甚至，比很多人還健康。

但是，在皮膚下，在脂肪中，在乳管壁上，有個小小的腫瘤，不到一公分，但是這小小的東西，讓我被粗針穿刺過，之後，刀子將要劃進，把腫瘤細胞從身體細胞切割開來，再接受放射線照射，皮膚會焦黑、粗糙；也可能使用化學藥物注射，掉頭髮，嘔吐。之後，再十年的賀爾蒙藥物摧殘。

要用一層層不同的疼痛，一次次不同的侵入，來讓癌症消失。

不對，這些都沒辦法保證癌症會消失，沒有根治，只是減低復發機率。

「妳要戒糖！」我被如此告知。

「妳要買保健食品！」我被如此建議。

在 Costco 裡，我昂首走過好不容易看到從台灣進貨的鳳梨酥、年糕、冬瓜糖，硬生生拐進堆滿塑膠瓶裝的保健藥丸區。

我的床頭櫃被大瓶大瓶的罐子爬滿，早餐多了英文字母組合的維他命丸。

前幾天買的睡衣今天收到，三套。因為知道開刀後，手部無法舉高，所以穿前開的上衣比較方便。暫時，整個抽屜的套頭式上衣也不能穿了。

運動胸罩也要重買，也是買前開式的。

為了一個目前我感覺不到的東西，我將要受到這麼多痛楚，這麼多不便，這麼多的改變。這是一個不可言喻的感覺。沒有不甘心，不是抱怨，只是覺得奇妙。

5 來做年糕吧！

二〇二一年二月五日

早上收到兩個包裹，本來收到包裹就是開心的事，最近更是。不管是為了生病需要而上網購買的物品，還是朋友熱心寄來的包裹，都會讓我的心情非常好。

今天收到的台灣包裹，是來自小露和凱莉哥。小露是我的書迷，我兩年前跟他們一家人在簽書會上見面，從此，我也成了凱莉哥的粉絲，好愛看她的分享。可是在去年，我聽到一個壞消息，十一歲的小露得到癌症，我當時難過好久。看著他們一家人勇敢的面對，無私的分享心得，真的很感動。

而今年我得乳癌後，第一本癌症相關書籍就是閱讀小露跟凱莉哥合著的《不完美的11歲》。這本書跟乳癌完全沒關係，也不是醫療手冊，但是我可以從裡面找到同理的心緒，找到安撫的力量。這本書也是她們從台灣特地寄來美國給我的。

我生病的消息在臉書上公布後，凱莉哥馬上說要寄口罩給我，今天，就是收到一箱美不勝收的口罩。身為藝術家，對美麗的顏色就是沒有抵抗力，看著就心情好。小露和妹妹小梨還各自親手繪製，親手寫卡片，讓我好溫暖，好窩心。

下午，外科手術醫生電話訪談。確認開刀日，醫生細細叮嚀前一天半夜之後到第二天都不能吃東西；當天一早去醫院，先打顯影劑，開刀時間是中午十二點。

完成每一個行程，就是往前走去；每一個部署，每一個準備，都是為了跟癌細胞奮戰。這樣一個小小的東西，我隨便在台灣被蚊子叮都比它大，可是它的威力強大到需要各部門的醫護人員相互合作，需要我用盡全身精力、氣力、

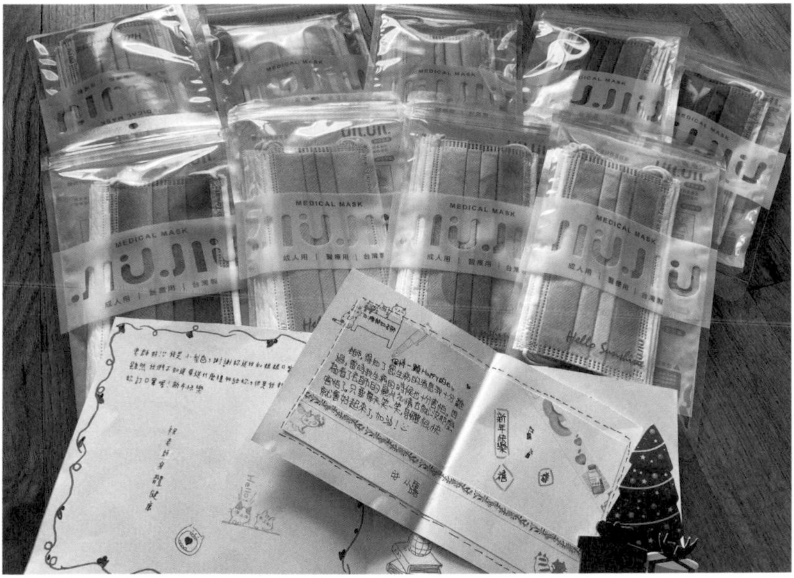

凱莉哥寄來的口罩，以及小露與小梨寫給我的鼓勵卡片。

體力去對抗。切除，取樣，檢測，放射線，賀爾蒙藥物……每一個角色慢慢上場，嚴陣以待。

我知道在開刀後，我的身體就會不一樣了，我所說的不只是乳房的那塊癌細胞，以及周圍組織被切除的不一樣。我說的是我的整個人，真正進入戰爭狀態，我們期待會贏，但是過程一定會損兵折將。我的乳房不再好看，我的身體會虛弱，我要小心不被感染，我會全身骨頭疼痛，這些將會伴隨我好一段時間。

因此，我希望在開刀前，在還沒開戰前，能去露營，去別的地方走走。只是為了開刀，備戰行程也多，月曆被行程劃滿了，只剩這個週末有空，所以結束醫生電話訪談後，我們收拾一下，決定來個三天兩夜小露營。

現在晚上八點，車子在高速公路上行進，跟我們往常的旅遊生活一樣，Robert 開車，我打字。盡可能維持我們一般生活的腳步，保持心態的穩定，向遠方而去。

二〇二一年二月六日

昨天晚上我們來到拉斯維加斯北方的一處沙漠自然生態保護區。我們在遊客中心外面的路邊過一晚。車頂帳篷上面頂著獵戶星座，整晚狂風吹著，颯颯……呼呼……傻傻……呼呼……，整個晚上只有兩輛車呼嘯而過。

早上，先去遊客中心，Robert特地買了一份地圖，這一區有很多沙漠山路可以走，這些路都不是柏油路，砂礫路況開起來蹦蹦跳跳，他的四輪傳動FJ很能駕馭這樣的路段，我也喜歡在山路上冒險。

只是我們萬萬沒預期到一件事，在大約一小時抖動的路況中，我的左邊乳房開始痛起來。粗針穿刺取樣讓它一直處在疼痛狀態，只是這樣的痛可以忍耐，而且更多的擔憂擺在

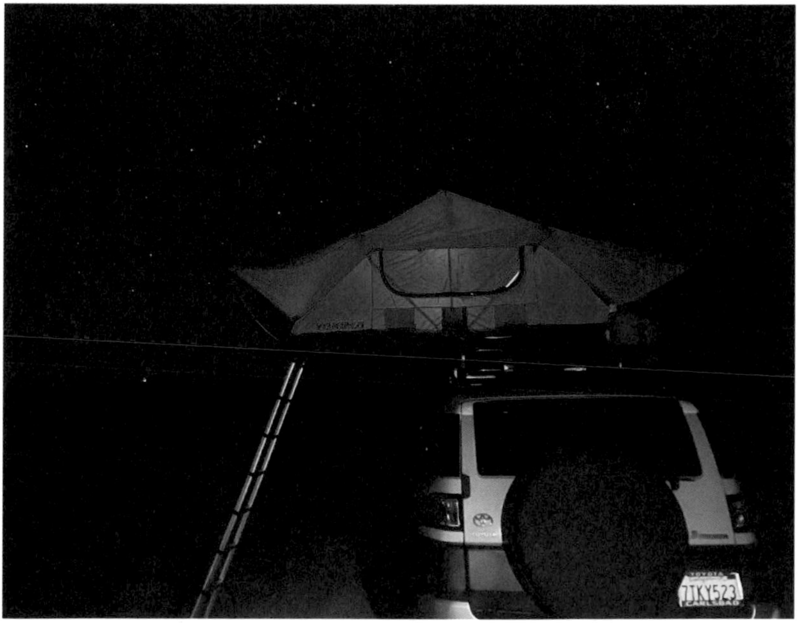

我們的車頂帳篷。在沙漠中露營，最棒的是晚上可以看到無光害的滿天星星。

眼前，所以我平常甚少提起。但是，砂礫路上的震動刺激著傷口部位，讓乳房又痛了起來，越來越不舒服，我開始覺得噁心。

我整路扶胸、蹙眉，覺得可以去演林黛玉了。

Robert 決定離開這裡，打道回府。他不忍心看我這樣疼痛。我一直覺得很內疚，讓他提早結束旅程，不過他並不介意，還跟我說：「我們未來將會一直面對突發狀況，我們就是去調整、面對，一起克服。」

在面對癌症的過程中，能有這樣願意支持妳的人，真的是天大的福氣。

二〇二二年二月九日

疫情期間，乳癌的檢查項目無端多了一個 COVID-19 的檢測。開刀前，必須確認我沒有被感染。

醫院的停車場是檢驗場所，我們全程在車上，不用下車。Robert 開上前，全身穿防護衣的工作人員上來，驗明正身後，叫我們車子向前開，另外一個工作人員拿出檢測棒，先張嘴，口罩拿下，戳喉嚨，然後戴回口罩，遮口露鼻，兩個鼻孔都戳，等弄好，我眼淚也痛得流下來了。又完成了一件事，雖然小事一樁，但是每個順利完成的階段都是美好，值得記錄。

知道開刀日在大年初一時，我實在很懶得為了過年做什麼慶祝了，全心在癌症上，覺得身體不好，什麼慶祝也沒意義。不過看著網友們一一貼出自製年糕的照片，忽然一陣心動，來做年糕吧！

看看食譜，東西家裡都有，選日不如撞日，把年糕做起來，年味，就出來了。

我嫌普通年糕太沒變化，自作主張，加入桂圓、紅棗。感覺加了這兩項乾果，年糕馬上升等成養生等級。兩樣乾果一個泡水，一個泡醋栗酒，泡軟之後切小塊備用。水加入，把黑糖、砂糖放入溶解，混入糯米粉，攪勻，再加入桂圓、紅棗，小心的分裝到容器中，放入蒸鍋蒸四十分鐘。

因為癌症，不適合吃太多糖，所以大部分都是要送人的。蒸好的年糕拿出來後，用保鮮膜包起來，拿紅紙寫上吉祥字，一一貼在年糕上，看著看著，心也跟著紅亮起來，帶著喜悅。

年輕時嫌這種傳統大紅太老氣，沒有變化，怎麼也不肯放下身段寫春聯、貼紅紙。品味啊品味！

反倒是後來喜歡上了，過年，就是要那樣一個紅才是政治正確。沾了白的粉紅，碰了藍的紫紅，混了黑的深紅，統統不對，沒了氣氛，沒了深度！這樣的紅才能帶出喜氣，描出重量，顯出尊貴。華人農曆年，要在這個過年紅被打通任督二脈後，才能活絡生氣起來。

開刀那天，我也要穿得紅紅的，去醫院！

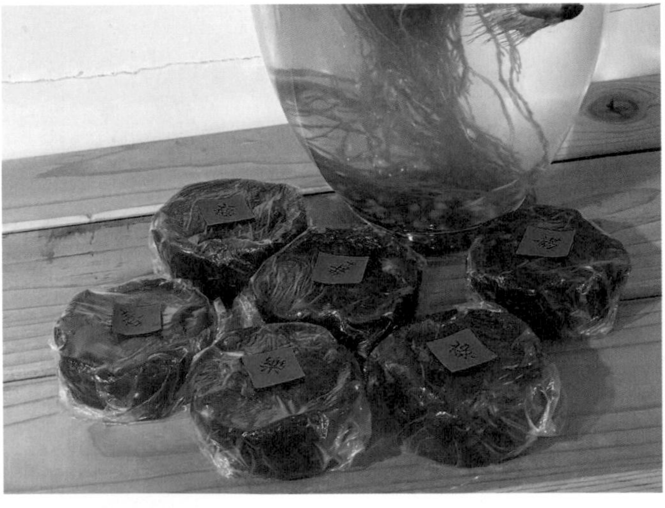

自製桂圓紅棗黑糖年糕。

6 大年初一開刀囉

二〇二一年二月十日

一早接到醫院通知，冠狀病毒檢測陰性。本來就覺得應該是這樣，但是過了一關還是很開心。

早上跟朋友一起爬山，這是連續三個星期固定一會的活動，很高興在開刀前還能再約一次，也把前一天做好的年糕拿給她們。

這次的山程比較長，走得很過癮。中午在山崖大石休息吃飯時，她們說要拍團體照，要我跟 Robert 就坐在石頭上

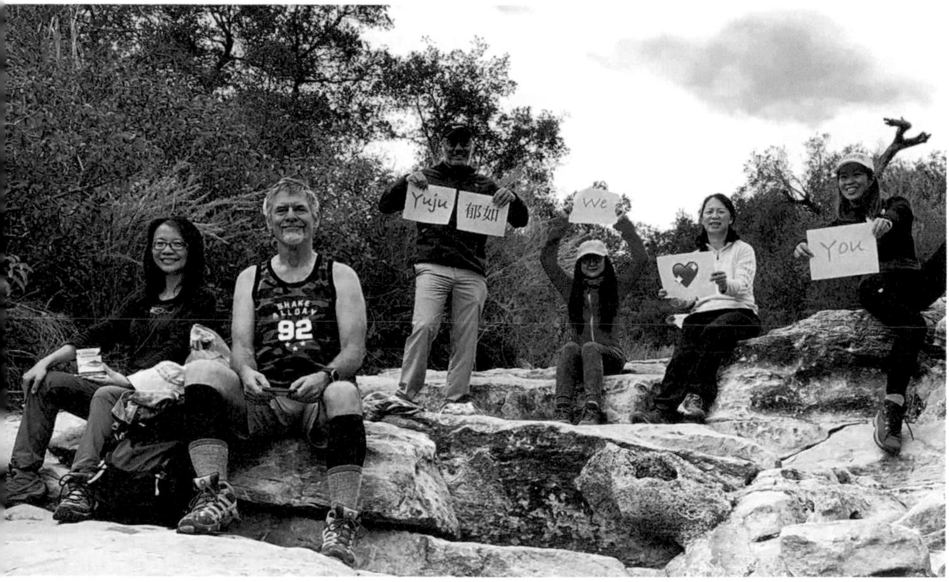

朋友們巧思排字，我當時坐在那，完全不知道。

不要動，她們再安排各自的位置。我也懶得動，馬上說好。她們來來回回喬著手機的自動拍攝功能，弄了好一會才說可以。我沒想太多，就是吃著手上的鮪魚邊對著鏡頭傻笑就好。

一直到我們爬完整個十三公里的路程回家，她們才把照片傳給我看。天啊，我馬上胸口一熱就哭出來了！我完全不知道她們這樣排字來給我打氣，真的就是給我一個 surprise party。太太太感動了！

我將帶著朋友們滿滿的愛進手術房。

二〇二一年二月十二日

前一天半夜開始禁食。在家禁食，不用住院。術後如果人好好的，沒有特別狀況發生，恢復良好，就是當天出院。

早上起來，我先去洗個澡，手術後會有一陣子不方便清潔自己。又禁食又洗澡，很有古代皇帝祭天要齋戒沐浴的感覺。之後把東西帶著。醫院要求三樣物件：身分證、保險卡、手機。我連婚戒都拿下了。

出門時，天色昏暗，昨天晚上的雨溼潤了街道，空氣清冷。加州難得下雨的，這一天雨特別來陪我。

早上七點，Robert陪我進醫院，報到戴上手環之後，他就不能陪我進去了，因為COVID-19。我看到他眼裡的不捨，我們擁抱了好久他才放開我讓我進去。我到X光室換上病人服，被告知要先照乳房攝影，同時打顯影劑。這次我坐在一張大椅子上，像尊貴的少奶奶，被推過來，轉過去，調整好角度，讓我坐著就可以做攝影。只是少奶奶的奶奶被壓擠得很痛，不過等下開刀切除一部分後，還真的會變成少奶奶了，現在只能忍耐一下。

我像一個模特兒，被指示著做各種姿勢照相，「妳向前靠近，手高舉，看上面，然後往後傾。」我差點以為我在海邊拍沙龍照。只是這些歪七扭八不符合人體工學的姿勢，不是要讓我顯得更性感美麗，而是要揪出深藏在皮膚脂肪底下的那個毒瘤。

醫生此時進來，先在我胸上簽名，「好，現在不要動，憋住呼吸。我打麻藥，之後打顯影劑進去，同時放入定位針，等下讓外科醫生知道從哪下刀。」

乳房攝影已經夾得很痛了，我忍著，然後麻針打下去，刺痛讓你全身想發抖，可是不能動。

「好，現在再換個姿勢，這樣照……那樣照……」

我乖乖的遵照指示，在某一個空檔，我無意中低頭看。一根細長的針插在我左胸。

「哇，好長的針啊！」我忍不住低呼。

「啊，對不起讓妳看到了。」醫檢師居然跟我道歉。「這個就是定位針，讓醫生可以找到開刀點。」

「這有多長啊？」我忍不住隨口問。估計有十公分吧！

「我來量量。」想不到她真的去拿尺來量，「十點五公分。」

「天啊！那裡面有多長？」我又隨口問。

「四公分。妳的腫瘤滿深的。」

「我可以照相嗎？」我真的覺得滿酷的。

「對不起，不行喔。」

真可惜！我只好眼睜睜看著她把細長針像鐵絲一樣繞個圈，然後用膠帶貼在我的皮膚上，再用紗布貼上，這樣我的左手就不用一直高舉著。

麻藥退了之後，我的胸部從隱隱作痛到難以忍受的痛，我發簡訊向 Robert 抱怨，「我的胸口好痛，好像一根針刺在裡面那樣痛。」我可以想見他的白眼。

早上九點，我被帶到放射腫瘤科，醫生為我注射放射線藥物。

「我會先在皮膚上噴冷卻劑，妳會覺得冰冷，一些刺痛，然後才下針，只是打在皮膚表層。」醫生和藹的說。

聽起來沒什麼，就冷一些，刺一點。沒想到，這個冷卻劑冷到讓我叫出來的刺痛，那個針更是痛到不行，不是講好只在表層嗎？

「好了。」醫生說，我還沒來得及喘氣，他又說：「現在打第二針。」

我還能說什麼？

這兩針是今天最痛的部分！

之後，謝過醫生（痛歸痛，還是要有禮貌）。過了不久，有人推輪椅過來，把

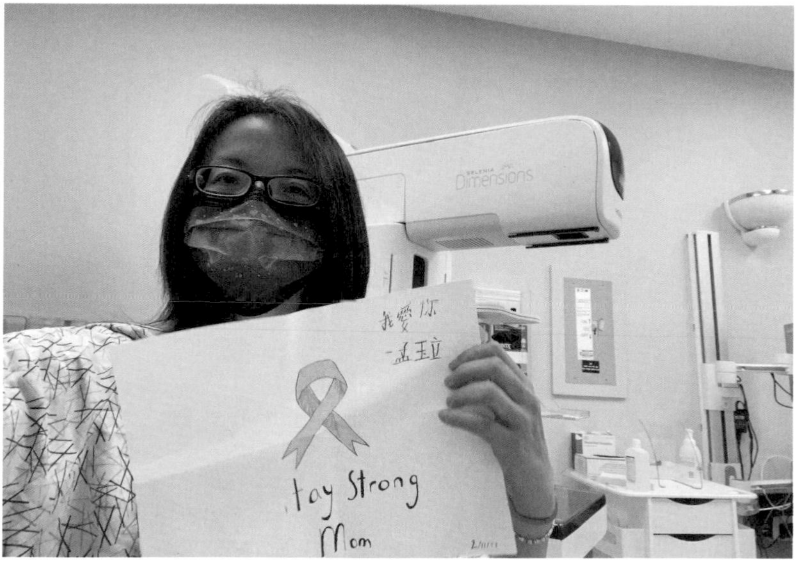

在醫院開刀當天，拿著女兒給我的打氣圖。

我帶到三樓的開刀預備房。

早上十點。我這一生中沒開刀過，整個過程對我來說很新鮮，很緊張，也很特別。在這裡，我要去掉全身的衣物，穿上病人袍、襪子、帽子，躺在病床上。有一位護理師過來問好多問題，幫我填了一堆表格，然後給我打點滴，連上血壓計、血氧機、心跳計、呼吸計，兩手被圈上許多辨識手圈，身體的每個脈動都被嚴格記錄；線纜糾結纏繞，機器轟轟作響。

麻醉醫師過來跟我說話，手術醫生也過來在我的乳房上簽名，這點我覺得很好玩，現在我的胸口上收集了兩位醫生的名字縮寫。

麻醉醫生說，會先給我打一些藥讓我放鬆。這個藥讓我昏昏欲睡，把手機、眼鏡拿給護理師後，我就失去知覺了。

下午一點四十七分醒來，我還在原來的地方，已經開完刀了。腫瘤被拿出來，還有三個前哨淋巴。我稍微看一下，有一個紗布包起來。護理師說，兩天後打開紗布，裡面的膠帶等它自動脫落。

我醒了沒多久，覺得頭好暈，他們讓我換好衣服，確定我沒事，就通知 Robert 來接我。他們用輪椅把我推到醫院大門，我看到熟悉的藍色車子已經在等候。醫院很貼心，手術前就先問誰來接我，電話是多少，從哪裡過來，開車時間要多久，我進恢復室的時候就通知Robert，我們要下樓前先確定Robert在大門口，銜接得剛剛好。

回家之後好舒服，能在自己家裡復原，心情放鬆許多。可以吃好吃的食物，可以睡舒服的床，不用換紗布，可以自理，就是要多休息。

在醫院發生一件趣事，我醒來時，用手機跟Robert、女兒說手術完成了，還有一些對話。回家後，我回過頭去看這段對話，發現對話亂七八糟，像是亂碼；其中有一張照片，照片很明顯不是自拍，有人幫我拍的，可是我完全全沒有印象。顯然我當時醒了，卻是沒有清醒，還在茫，我請人幫我拍術後照，上傳給Robert和女兒，可是這部分居然沒有記憶。希望當時有向幫我照相的護理師說謝謝。哈哈。

二〇二一年二月十三日

昨天晚上睡得半夢半醒，覺得開刀沒有痛感，模糊之中非常開心，啊，原來我復原得這麼好，開刀完當天就無痛。

早上醒來，想念著這個快樂的感覺，有點飄飄然，然後，痛感襲來，全醒了。果然

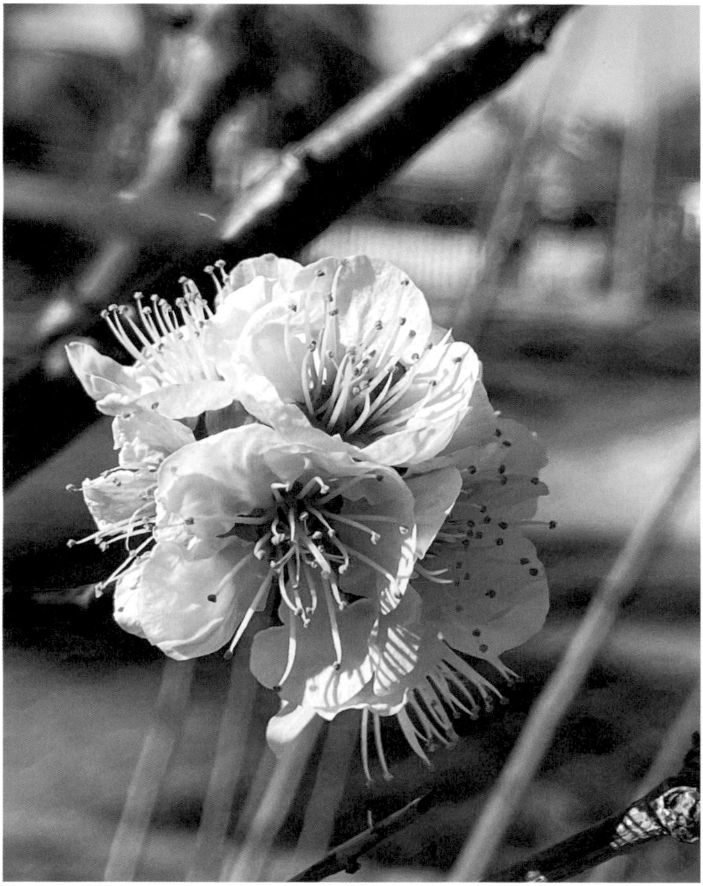

院子的梅花開了。

是做夢，哪有開兩個傷口的刀，隔天就不痛的?!趕快在痛感強化前，央求 Robert 給我兩顆普拿疼。

目前就照著醫生的建議：普拿疼五百毫克，每四小時吃一次；安舒疼（Advil）兩百毫克，一天三次，夾在中間吃。所以每兩個小時我就去跟 Robert 討藥，他也會記錄下我幾點吃了什麼。整天下來，我好像是毒癮上身的癮君子，動不動就問 Robert，我可以吃藥了嗎？一顆?怎麼只有一顆?我好痛啊！

白天，我精神好點時，就在自家院子前面走走，看看桃花開了，梅花開了，還結了梅果。想想這些果子可以用來釀酒呢，還是來做脆梅。

晚餐的時候覺得挺累的，體力有點不濟，但是我還是去走一圈，大約一公里，慢慢走，中間停了兩次，走完了，晚上也好睡。

二〇二一年二月十四日

今天是情人節，開刀後兩天。開完刀後，醫生在傷口上貼上厚厚的紗布，外面再上一層透明膠貼。如此維持四十八小時，不需要換紗布，所以就是在家休息，讓傷口癒合。

今天體力明顯比昨天好很多，討吃止疼藥的間隔也拉得比較長，中間的安舒疼可以不服用了。下午再去走一圈街區，這次速度比較快，中間也不用停下來休息。

這兩天，因為左邊開刀的關係，左手不能高舉，一些平常很普通的動作，現在顯得艱難而遲鈍。很多平常想也不想就可以做到的事情，現在要多思考一下，不然牽扯開刀傷口，用痛來讓你記得教訓。

像是穿衣服這個三歲小孩都俐落的事，平常我右手先入袖，左手後伸拗轉至後背，找到另一隻袖洞，用力穿入，肩膀一抖，衣服穿上。可是現在左手無「扶（手）機之力」，上臂只能貼著身側不能高舉，手肘最多做揮仙女棒的動作，根本不能維持平常穿衣服時的水準。幾次沮喪的請老公幫忙後，忽然想到，為什麼我要堅持右手先穿袖子呢？我可以右手先幫左手入袖，然後靈活的右手就可以做高難度的穿衣服特技了啊！

小小的轉念，海闊天空。不固執老舊的習慣，一個小改變，可能是人生的大轉變，讓妳乳癌開刀第二天還可以自己穿衣服！

臉上有頭髮垂下來，刺著眼睛，搔癢著臉，直覺要去撥髮，但是千萬要壓抑直覺，想一下，不是哪一隻手有空就哪隻手上去撥髮，我的選擇只有右手，不然左手一舉，牽扯開刀傷口，痛得哇哇叫。

今天想洗個臉，長長的頭髮要綁在後面，需要兩隻手臂高舉過肩，這種用想就會痛的動作，完全不敢嘗試，只好叫 Robert 來幫忙。沒想到的是，對不留長髮的人來說，綁馬尾是高難度的動作，他也手忙腳亂一陣子，勉強把頭髮綁了個鬆鬆的馬尾。

他幫我綁完頭髮後，我跟他說，我現在只是一邊局切就這麼不方便，可以想像當初如果決定兩邊全切，那復原的情況更慢，很難想像有多不方便，多難處理日常生活的小事啊！

到了晚上，已經超過四十八小時，可以打開紗布了。這紗布是用一大塊透明膠貼貼在皮膚上，Robert 用小刀先把紗布跟膠貼剪分離，拿掉紗布，再撕下膠貼的部分。兩道傷口上貼著霧色小膠帶，可以隱約看到暗紅色的兩條線。兩條線呈十五度角斜歪的二字型，上面一條約三點五公分，下面一條約五公分，兩條平行線相距三公分。如果我數學好點，可能可以在上面寫個什麼線性函數做紀念。

我照了一些照片，讓自己留個紀念，很驚訝自己的身體走過這一段。

醫生的開刀紀錄當天就發到我的 Kaiser 信箱，我的腫瘤很深，靠近大胸肌，醫生這次切除一部分的胸肌筋膜。今天除了感受到開刀傷口的痛以外，左胸口也有個痛點，應該就是筋膜被挖掉的部分。我看著照片，左邊腋下有兩道傷口，有幾個不知名的紅點，

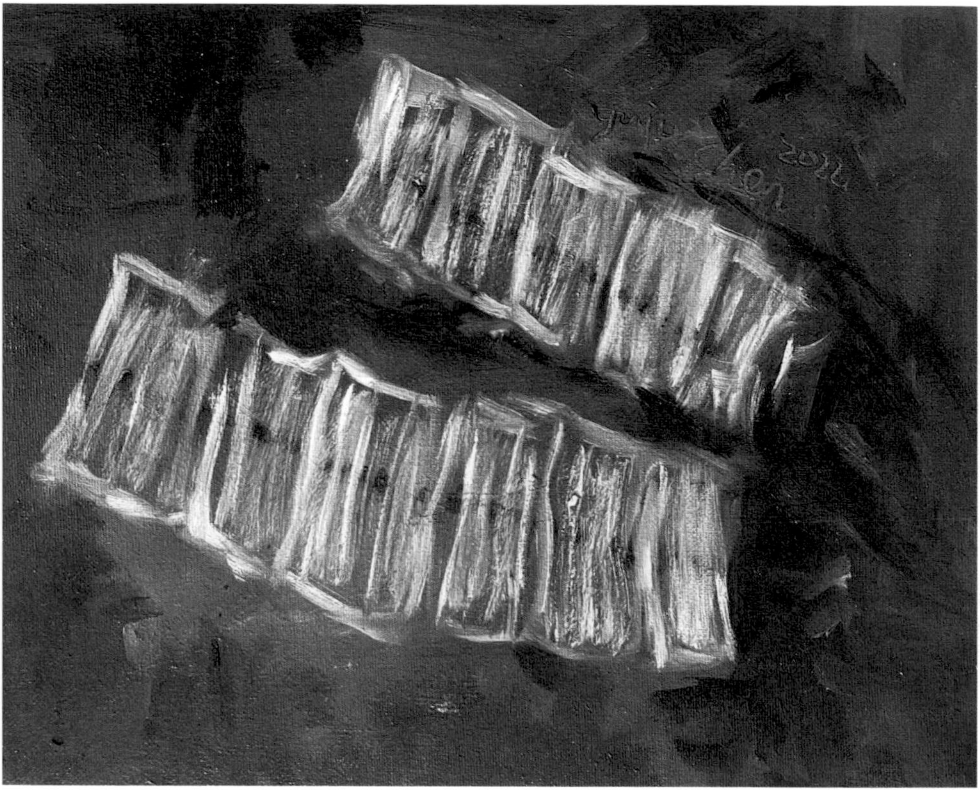

油畫，局切的兩道傷口在半透明的膠帶下。

估計是一堆針刺的痕跡，還有膠帶悶住皮膚的紅斑，膠帶遺留的黏漬，一一在我的皮膚上宣示它們的存在，呈現一個重要的治療過程。而在皮膚之下，我失去三顆淋巴，移去一顆腫瘤，刮掉一些筋膜，流失一些血液。看著，想著自己身體的變化，我感到震驚，畏懼，敬服。

7 可不能讓癌細胞也長在心裡

二〇二一年二月十五日

從開刀那天開始到今天，每一餐都是Robert料理，備料、洗切、煮食、端上桌、擺放餐具、吃、洗碗，剩餘食物冷藏或冷凍。加上之前他就一手包辦洗衣服、晾衣服，整天都忙進忙出的。

下午我坐在餐廳喝著他煮的無糖薑茶，他一邊刷著鍋子一邊若有所思的說：「整天都在忙，停不下來，好多事啊！」

這其實是件有趣的事。

當人家煮好飯，叫你來吃，你坐下來，看著眼前的食物，天經地義，煮飯不就那麼簡單！吃完了，抹抹嘴，起身拿起手機，理所當然。

真正身在其中忙過的人才會了解，這些事是很占時間的。而且，忙完累完，很少會得到肯定或成就感。

比如說，一個鍋子洗完晾乾收進櫃子之後，我們不會看到這件事「被完成」，但是，一個鍋子沒洗，油膩膩的躺在水槽裡，一定會被看到這件事「沒完成」。也就是很多家事是做了應該，沒做馬上看得出來。

有一次，女兒問我牛尾湯怎麼做，我叨叨絮絮講完過程，她想了想說，如果晚餐要吃的話，中午就要開始準備了。是的，而且早上要去市場買材料喔，還不是一個市場可以買齊，常常要跑兩、三個地方喔。

好多事啊，女兒說。

很好，妳了解。不是所有的人都想去了解這種瑣碎的事。

很多事，真的親身做一遭才能體會中間的不容易。想要三餐都在家裡吃飽吃好，又要窗明几淨，鍋子躺櫃子，一定要有人甘願整天在廚房轉不出來。

所以，Robert的話我完全可以體會，知道中間的眉眉角角是多麼的不容易，是需要很強大的愛和責任感才甘願做下去的。不是「你應該這樣做」，也不是「我理所當然要享受」。

「理所當然」是很多人際關係的毒瘤。

「你是小孩，所以應該要聽父母的話。」

「你是我爸，所以應該買手機給我。」
「你是先生，本來就要賺錢。」
「妳是太太，本來就要操勞家務。」
「你沒工作，當然要照顧阿嬤。」

我們每個人都可能同時身兼不同的角色，肩負不同的責任，但是不管哪種，都應該要受到認同，受到重視。沒有誰理所當然要幫誰做什麼事。

因為癌症開刀，很多事情必須仰賴Robert，但是我時時提醒自己，不要讓「理所當然」爬上心頭，不要因為自己是病人，就認為身邊的人都要完全遷就你，認為全世界的人都欠你。他沒有「應該」要照顧我，他是愛我所以樂意照顧我。

我有癌細胞長在乳房上，可不能讓癌

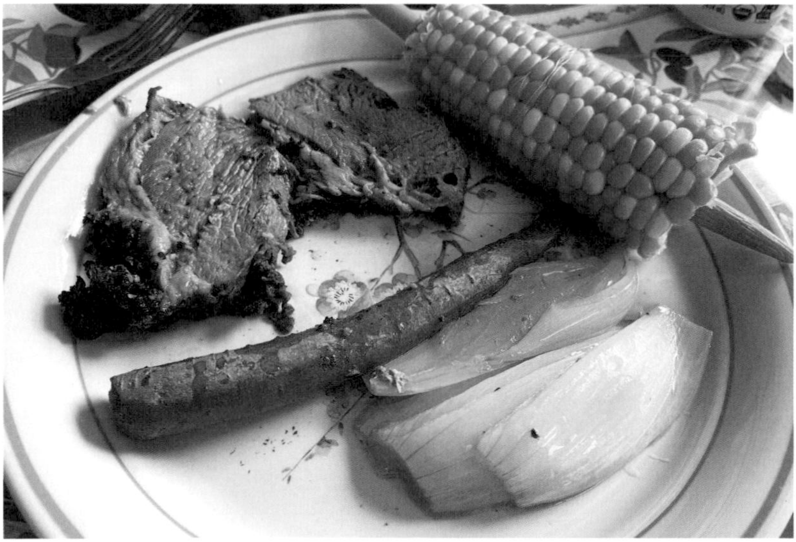

Robert 做的美味健康晚餐。

細胞也長在心裡。

二〇二一年二月十七日

昨天發現左乳有腫脹感，心裡有點壓力，會不會裡面發炎了？我傳簡訊給醫生，醫生馬上回我，要我今天回診。

對於醫生這麼快回覆，真的很開心，並沒有一般人想像的美國醫生就會拖。醫生摸摸看看，說裡面沒有硬塊，因為兩個刀開得很接近，所以引發一些腫脹，屬於正常範圍，如果持續擴大，再跟她約診。沒有的話，下次是三個月後見。

她也告訴我一個好消息，化驗出來了，她修正資訊，拿出四個淋巴而不是三個，不過腫瘤周圍與淋巴都沒有受感染，確定是乳癌一期。等傷口復原後，就做放射線治療，不需要化療。之後，再做賀爾蒙治療。

一路走來，終於有聽到好消息的感覺。我大大鬆了一口氣，之前花時間找資料，了解化療的過程、副作用；明白乳房全切後，乳房重建的各項選擇。現在，這些暫時都派不上用場。

只是好消息沒有讓我的身體停止改變，今天又有新的痛感。開刀讓我驚訝的發覺，左胸這樣一個小地方，竟然可以發展出這麼多種不同的痛感：刺痛、鈍痛、抽痛、悶痛，拉扯的痛，緊繃的痛，讓人停住呼吸的痛，潮水般洶湧進擊的痛，一道電流穿進胸口的痛。每天輪流，用不同的排列組合方式讓我感受，考驗我中文描寫能力，挑戰我的忍耐力。昨天晚上我甚至痛到醫生給的止痛藥劑量都止不住。我苦苦哀求 Robert，我可以再吃一顆嗎？好痛啊，我什麼時候可以再吃一顆？如果有人此時看到我，披頭散髮，呲牙裂嘴，兩眼渙散，肯定以為這女人毒癮發作了。

今天從醫院回家後，發現腋下在痛，位置在開刀口的上方。用手觸摸，像是瘀青那樣的痛；像是有人重重的對著腋下打了一拳那樣的痛。到了晚上，我用乳液擦身體，我的右手用比撫摸還略重，比按摩還要輕的力量滑過左手臂，忽然一陣痛楚隨著手掌的帶過讓我知覺到，腋下的痛已經蔓延到左手臂了。

我捲起袖子，看著上下臂，很難想像，目測沒有傷口沒有瘀痕沒有紅腫的地方，潛藏著一層薄薄的痛感。這痛感祕密的提醒妳，身體裡面有四顆淋巴被拿掉了；不要以為四個小小連器官都稱不上的東西沒什麼大不了，它們就是用這樣的方式抗議它們曾經存在過。

二〇二二年二月十八日

昨天晚上痛醒兩次，而且都是劇烈的疼痛，泰諾（Tylenol）壓不住的痛。早上傳訊給醫生，請她開比較強的藥，她馬上就幫我開藥單子，中午前我們就拿到藥。

醫生開三個藥。一個是止痛，裡面有合成鴉片的成分，六小時吃一顆，這個東西吃太多會上癮，所以我打算晚上睡前吃一顆，不會痛醒就好。一個是軟便劑，搭配止痛藥吃；止痛藥不僅止痛，還會降低腸胃蠕動，造成便祕。最後是控制神經痛的藥，腋下和手臂的痛應該是來自神經痛，這個藥的副作用很恐怖，所以我暫時不吃。

睡前吃第一顆強效止痛劑。

二〇二二年二月十九日

開車出門，我在車內找到一樣事物。

我：為什麼有這麼一個大保險套在我的車上?!

Robert：（鼻子噴出一口氣）（翻白眼）

我：好啦，我知道不是保險套，但是這到底是什麼東西？

Robert：（瞪）那是嘔吐袋啦！我接妳出院時，妳手上就拿著這個袋子，妳說自己覺得頭很暈，所以護理師為妳準備了一個嘔吐袋，妳都不記得了？

我還真不記得有這件事！

看來，開刀用的麻醉藥真是厲害！開刀完請護理師幫我照相一事我不記得，帶回家這麼大一個保險套，不，是嘔吐袋，我也不記得。是藥帶走我部分的記憶力，還是藥控制我的腦子，讓我做不是意識想做的事？

II

謝謝你，乳房

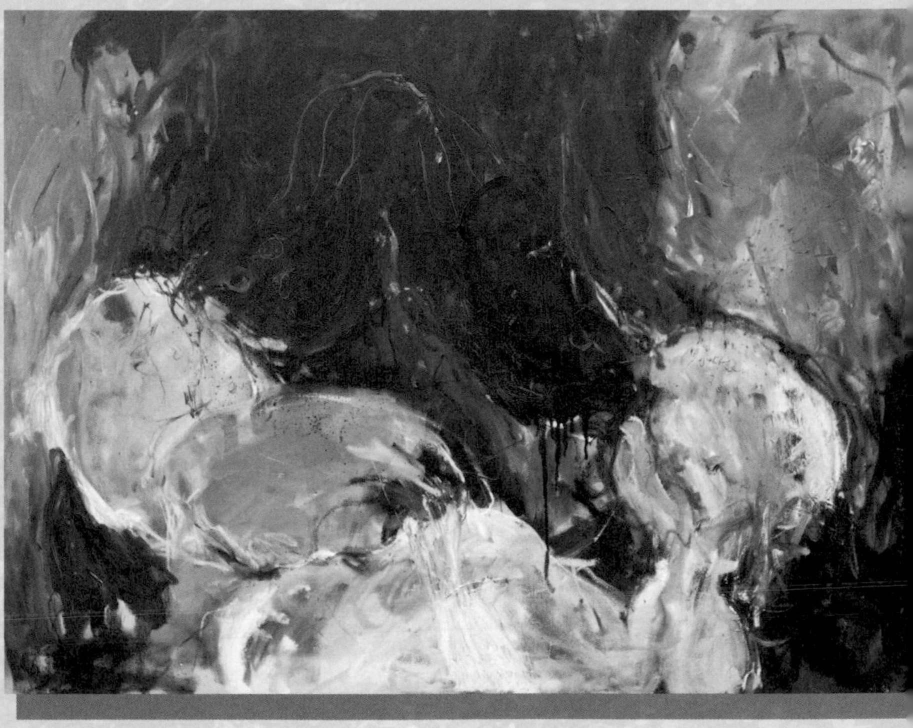

油畫，〈哺餵〉。

8 半夜經常被痛醒

二〇二一年二月二十三日

早上，我們與放射腫瘤科醫生第一次見面。她是一位非常溫暖、非常有耐心的醫生。她解釋了放射線療法的原理，還有操作方式：我將會進行二十次放療，週一到週五，每天去醫院，要去四週；前面十五次重點在左胸，最後五次重點在腫瘤原先的部位。

她非常仔細講解放療會產生的副作用。最常見的就是皮膚灼傷，皮膚會像過度晒太陽那樣，發紅、灼傷、變黑，會覺得皮膚緊繃、上提，乳房會微萎縮；嚴重的話皮膚會潰爛。她介紹我買一些保溼乳液，尤其是含有金盞菊成分的乳液乳霜，蘆薈也可以搭配使用。

她也仔細講解了可能性較低的副作用，像是手臂水腫，放射線打到肺部出現局部發炎，放射線本身引起其他的癌變等等。但是這些狀況發生的機率非常微小，要我們不用過分擔心。

現在開刀後十天了，疼痛的部位分成三個：

一、開刀部位的痛。可以想像，兩刀劃開皮膚，切進組織，然後從裡面取出一個腫瘤、四個淋巴，那個部位在麻藥過後，痛神經一定非常盡責的告訴你它們的經歷。這個痛，隨著時間的過去慢慢減緩中，到現在，我手賤去碰它時才會感到痛。

二、腋下。兩個開刀口非常接近腋下正中心，這一帶的神經非常細微、數量也多，開刀後第五天開始痛起來，痛覺從上臂延伸到下臂。這個腋下的痛像什麼呢？想像那從不見天日、皮膚細緻的腋下被貼了一片撒隆巴斯，每次舉起手時，腋下的膠帶就被用力撕下來的那種痛。所以我想扶一下眼鏡，抓一下後腦勺，撒隆巴斯被扯下來的痛就在腋下爆發。這種神經痛，對於乳癌患者來說都是很熟悉的，日後可能會減緩，但是會終身伴著妳，隨時抽痛一下，提醒妳，妳得過乳癌喔，不能掉以輕心喔。

三、胸口深沉的悶擊痛。這個位置的痛也是後來才出現的。因為腫瘤位置很深，非常接近胸肌，醫生開刀摘除時，為了確定癌細胞沒有擴散出去，把腫瘤周圍的區域都取下，因此胸肌上的筋膜也有部分被刮下來。這就是我胸口常常在痛的原因，而且常常在晚上發生。

四天前，請醫生開比較強效的止痛藥，因為半夜經常被痛醒。我哀哀叫，自己睡不好，Robert 也跟著睡不好。這種強效藥丸不要看它比普拿疼小四倍不起眼，它可是鴉片的遠親，個性有家族遺傳，表面讓你舒爽平和，背後可是會纏上你，糾結你，讓你頭疼難受。

白天時，醫生之前給的基本處方還可以接受，所以這個強效藥片我只有晚上睡前吃，打算就是讓自己一夜好眠。可是事與願違，它可以有效安撫傷口和腋下的痛，可是胸口痛卻只是減緩，我還是會被痛醒；而最難受的是，我白天會整天不停歇的頭痛，無止境的昏沉，想睡覺。睡一睡休息也還好，但是頭痛呢，我要拿它怎麼辦？我已經每兩個小時吃一次止痛藥了耶！強效止痛的副作用居然是給你更多的痛，真是詭異！

昨天晚上，我決定不吃強效止痛藥。果然，半夜被腋下痛、胸口痛給痛醒，這次當然就是不客氣的劇痛。但是今天白天，我整天精神正常，頭也不痛了。唉，這取捨，好難啊！

從醫院回家的路上，Robert 打算嘗試另一個方法。我們去買效能維持比較久的止痛藥。這瓶普通藥房就可以買到的普拿疼，上面寫可以延長到八個小時的效力，打算晚上試試這種，搭配 Benadryl，看看能不能減緩疼痛又睡得比較好。

二〇二一年二月二十八日

今天看到朋友推薦的乳癌術後瑜伽影片，晚上跟著做一次，輕易完成，讓我非常開心，很有成就感。

才不過兩年前，我曾經在零下十八度的黃石公園大雪中露營六個晚上，不是住有暖氣的露營車，而是真真實實在冰上紮營，我們與雪的距離只是睡袋跟一層尼龍布。跟那樣的豪舉比起來，現在左手舉不起來，練個輕鬆的瑜伽都可高興半天，真是天差地別。

從我罹癌那天開始，我給自己定下一天要走至少三公里的訓練。開刀當天休息一天，第二天我就開始慢慢走，先繞一圈

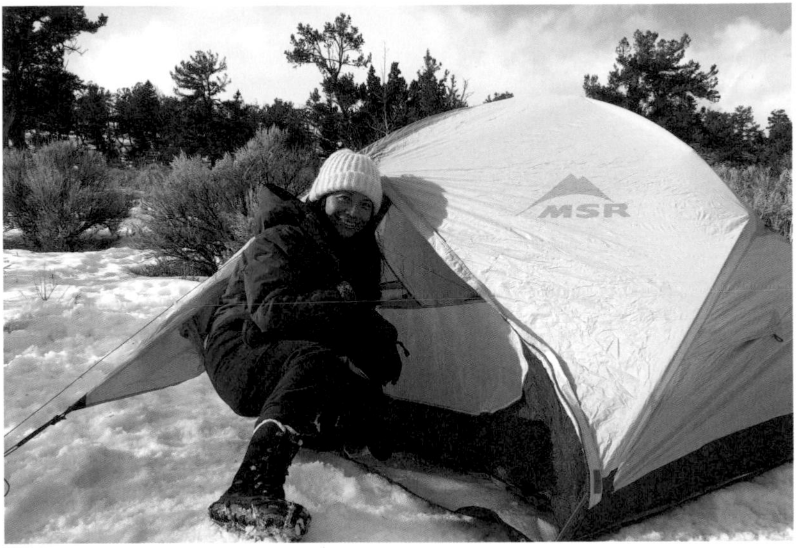

美國黃石公園雪地露營。

街區走一公里，中間還停下來休息兩次。兩個星期後，可以開始走三公里了。速度比之前慢些，但是現在可以一次走完三公里。今天我們還爬了一小段陡坡，胸口牽扯到會痛，有點擔心，但是陡坡過了就好了。在坡上看到月亮升起，好美！

止痛藥還是繼續吃，我不知道別人開完刀是不是還吃這麼久的止痛藥，但是這次的手術讓我也學到一件事，每個人的身體狀況不同，對疼痛的敏感度不同，有人不需要吃止痛藥，有人連續吃好幾星期。零到一百之間有很多數字，我們不需要拿別人的狀況給自己壓力，不需要跟別人比，自己的身體自己知道。

二〇二一年三月五日

最近疼痛減輕許多，止痛藥的量也在減少中。傷口復原得不錯，等著膠帶自行掉落（醫生指示這樣做）。這幾天在做術後復健。左手手臂疼痛緊繃，目標是像右手那樣可以輕鬆向上伸直。

今天跟腫瘤科醫生電話約談。他說我的檢測結果回來了，數值是十八，低於二十二，不需要化療。真是太高興了。

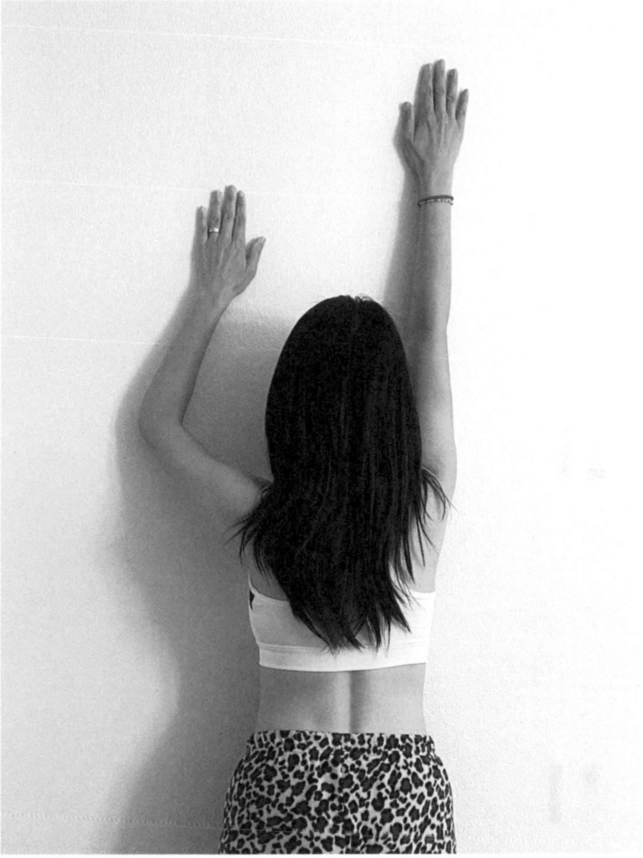

開刀完後的左手只能稍微舉高，無法伸直。

9 美國就醫經驗

二〇二一年三月七日

剛得知罹患乳癌時，很多人建議我回台灣治療，可能是聽太多其他人的經驗，美國醫療費用很貴又很慢，我不是當事人，不能說她們的經驗是錯的，我只能分享我自己的經驗。

離婚時，我的收入低，申請了歐巴馬保險。（很多美國人不喜歡，但是我真的要說我是受惠者，幾年之間我看了不少醫生，檢查治療統統不用錢。）當時我去醫生那做全身檢查，有一項要求就是乳房攝影，之前都沒做過，不用錢，我就去做了。之後他們有了我的紀錄，就每年通知我去做。他們會郵寄通知，也會打電話通知，非常盡責。

跟 Robert 結婚後，我換到他的保險公司 Kaiser，這是個健康保險同時又是醫療機構。一條龍的概念。優點就是很方便，醫療資源好，我所有的就醫歷史、用藥資料、病理報告、醫生聯絡方式，統統存在一個 App 裡面，各科醫生很容易看到我的所有就診訊息。而且這裡的醫生醫療品質很棒！缺點是，只能用 Kaiser 裡面的醫療資源，如果想要找其他系統的醫院名醫，那就要自費了。

轉過去 Kaiser 後，我就退了歐巴馬保險。我也馬上被安排做乳房攝影，同樣是正常。之前的乳房攝影檢驗所還是很盡責的一直提醒我回去做檢查，更不用說 Kaiser 了，也是又寄信又在 App 通知。他們在這一塊做得很用心。去年年底我就去做了乳房攝影。

左乳攝影有問題之後的程序是，回去再度攝影加超音波，當場粗針穿刺切片取樣，三天後確定得癌症，至少一期，然後右邊乳房再回去攝影加超音波，確定沒事，安排手術，現在手術完，等放療。

這中間還有電話或見面的方式與醫生或護理師約談。他們每一個人都非常有耐心的回答問題，提供很多專業的資訊。講話的方式都很有同理心，不會有高高在上的專業權威感，讓人覺得非常安心。

就診的方式也不是直接告訴你一定要怎麼做。他們提供很多資訊，分析各種方式的可能性、副作用等等。像是開刀這一項，我當初的選擇就有左乳全切或局切等。我也跟腫瘤科醫生電話約談，他仔細講解賀爾蒙藥控制癌細胞的原理、用藥方式、副作用等等，一一分析後讓我選擇，讓我很清楚的知道自己選了什麼。

他們也非常樂意我去找另外的醫生諮詢意見。但是我們自己也做很多功課，所有的選項都很清楚，知道醫生說的、給的選項都是非常專業合理的，所以我們沒有另外花時間再去找醫生。到目前，所有的過程跟結果都如醫生所預料的順利，我也很滿意。

關於費用部分。在美國看病有部分負擔費用（co pay）是很平常的，大約二十至三十美元。就是每一次看醫生要付的基本費。到目前，我只付過兩次的部分負擔費用，一次二十美元。我不太清楚為什麼只收兩次，其他很多的約談都不收費。另外，開刀就是一百美元。不管你有沒有住院、住幾天院，Kaiser 一次開刀就是收一百美元。這中間還有一個基因檢測，在台灣要自費，台灣也是送到美國來檢驗。我們也不用付這筆費用，聽說大約是六千到八千美元不等（約二十萬新臺幣）。在美國，乳房重建也是由保險支付。所以我在台灣沒有健保的情況下，回台灣治療乳癌會是非常昂貴的負擔，就算是有健保，很多項目還是不納入的，需要另外保癌症險才能支付（現在我都請台灣家人一定要另外保癌症險）。就算我很有錢可以回台灣就醫好了，癌症的治療不是開一個刀就結束的，之後還有漫長的放療、化療、用藥、追蹤等等，必須要長時間住在台灣才有可能。

目前我的就醫經驗感覺是，他們把過程弄得清楚乾脆。局切不用住院，醫生說全切也不用住院。前一天從半夜開始禁食，這非常容易做到，我本來半夜就不吃東西的，所以自己在家進行就可以。第二天一早去打顯影劑，中午開刀，下午麻醉退了就可以回家休息。我回家時只拿了個長得像大保險套的嘔吐袋，他們沒有給我任何東西。沒有止痛藥（自己家用的那種就可以），沒有抗生素，沒有任何藥物。

有人問我說，換紗布怎麼辦？清理傷口怎麼辦？我沒有這個選項。可能他們知道一般美國人沒有護理訓練，所以開刀的兩個傷口有紗布膠帶包覆，醫護指示是，四十八小時後紗布膠帶取下來，下面的傷口有另外的膠帶緊緊貼著，這時候就可以洗澡，碰水也沒關係。有人教我用保鮮膜覆蓋，但是我懶，反正我就是聽醫生的話，去洗澡洗頭，到目前也不知道多少次了，的確也沒有問題。然後就等傷口上的膠帶自動脫落，這中間什麼事也不用做。

這段時間有什麼復原上的疑惑，我可以照相用簡訊傳給醫生看。手術醫生回覆訊息很快，上次我疼痛的問題，一個小時之後就開好強效止痛藥，馬上去醫院領藥。我懷疑開刀的乳房腫脹發炎，她也要我第二天去看。沒有想像中拖延約診的問題。

二〇二一年三月八日

今天是開刀後第二十四天，八片與刀痕垂直的膠帶，有的邊邊掀開，有的角落翹起來，有的已經搖搖欲墜，感覺它們的任務快完成了。早上把膠帶部位拍照，簡訊傳給外科醫生看，她一小時就回信告訴我可以拿掉沒關係，也建議我洗澡時拿掉比較不黏也比較舒服。

拿掉膠帶這件事我是萬分期待的，非常非常的好奇真正的傷口長什麼樣子，透過半透明的膠帶，只能看到模糊的、暗紅的兩條線。那應該是血液乾涸，凝固在手術縫合口的模樣。

這八片膠帶就這樣緊緊的依附在皮膚上二十四天。我的皮膚一向敏感，任何包覆在上面的東西都容易引起不適，一般的美容面膜在臉上久一點就要洗掉，不然會發癢起疹子，更不用說膠帶一類的東西；上次粗針穿刺，我讓紗布膠帶留在身上超過四十八小時，那部位就開始起紅疹了。這次醫生說兩天可以拿掉，我毫不遲疑的聽話，果然沒事。這八片膠帶密密的黏蓋在皮膚上超過三星期，我居然一點感覺都沒有，不癢不紅不起疹，洗澡不進水，還能透氣，真是神奇。

我決定再度聽醫生的話，洗澡時拿掉膠帶。

兩個傷口的位置都在腋下，是一個我很難看到很難掌握的位置。上次拆紗布我請Robert 幫我完成，這次也只能請他幫忙。

蓮蓬頭的水沖啊沖，還抹了些肥皂減低黏性，Robert 小心的把膠帶一一撕下來。

「會不會痛？」他問。我可以感覺到他也有點緊張。

「不會，沒什麼感覺。」我說。其實我也很緊張。我很想自己去撕掉，可是左手無法舉高，沒法看到腋下的部位。這種自己無法控制的感覺很詭異，我必須壓抑焦慮感。

八片膠帶一一撕了下來，我再度用水沖一下，擦乾部位，這才在鏡子前好好端詳這兩道傷口。

那是兩條細線。下面那一條結痂的部分已經大部分脫落，剩下一條細細的、紫紅色的線，上面那條還有一半的暗紅結痂，疤痕比較沒那麼直，我猜測是上面那條幾乎就在腋下中央，手臂動的話比較會牽扯傷口，所以復原比較慢一點。

整體來說，我覺得醫生縫得不錯，尤其下面那一條直得像是用尺畫出來的。我請Robert 量一下，取出腫瘤的傷口是三點七公分，取出淋巴的傷口是三點四公分。

線的周圍皮膚呈粉紅色，應該是新生的皮膚。不管是暗紅、紫紅、淺粉紅，這些顏色日後應該都會淡掉，但是現在它們在平滑的肌膚上增添兩道直線筆觸，在左側乳房畫出癌症的記號，記錄這兩個位置曾經被打開過，裡面的組織被劃開、取出，然後再縫合、重生。醫生阻止了我身體的一部分繼續不正常的生長，現在，這部分又密密接合，阻止我對內部的窺探，這兩條線是最後的見證。

一整天，我好奇的看著它們，不時用手去撫摸一下。想像當時刀子劃開兩道線的樣子。我曾經在 YouTube 看醫生替乳癌患者局切的影片，有些驚悚，但是我還是忍不住拿那樣的畫面跟自己的傷口重疊想像，覺得自己的身體經過這一遭，是一件很奇妙的事。

二〇二一年三月九日

今天要做放療的前置作業：電腦斷層掃瞄（CT scan）。我一進去房間，就被眼前的景象鎮住，好大一台機器啊！有人說像甜甜圈，我覺得也挺像中式拱門，只是那個進出口比較小。門前有一張床，估計我將躺在上面，想像自己要被推入這道門口，被送入一個異世界。

這位放射師人非常好，很有耐心的解釋接下來的過程，讓我有心理準備，這是我非常喜歡的方式。

她說她會用紅色簽字筆在我身上畫三個十字，用透明膠布貼起來，我可以洗澡，但是這膠布跟紅色記號必須保留兩個星期，到時還要做更多的定位。然後醫生會過來，做局部放療的定位標示。

我依照指示換上病人袍，這種地方要維持機器運轉，通常都很冷。放射師讓我躺在床上，調整我的姿勢，放了個三角枕在我的下肢，保持舒適。我的雙手上舉，像是機場通關驗身的姿勢，雙手也有支架支撐著。她拿出紅筆，在我身上打X，像是老師批改成績那樣。

我被要求躺著不能動，身下的床在遙控下緩緩進入拱門，在裡面停留一段時間。從異世界回來後，放射師幫我翻側身，讓我左邊的傷口朝上。開刀後左手變得比較僵硬，要維持沙灘美女手放在額前擋太陽的姿勢，真的很痠！

還好在等醫生出現的時候手可以放下休息，同時她給我一條像是從烤箱出爐的毯子，蓋在身上，暖意撲來，舒服多了。

醫生進來後，她先檢查傷口。「嗯，恢復得不錯。」她用手指壓了壓開刀部位，「謝謝。」我呲牙咧嘴的禮貌回答，可以不要再壓了嗎？痛！之後她也拿紅筆在傷口上做記號，然後我再度被送進拱門中。這個過程是因為二十次的放療中，前十五次的目標在整個左胸，最後五次集中在腫瘤開刀的部位，所以醫生需要在開刀處做記號。

整個過程到此結束，下一次來是三月二十三日。我一回家就迫不及待看身上的標示。胸口正中央、兩邊乳房的兩側，都有紅十字，上面有個圓形的小膠帶，想不到昨天才把膠帶拿掉，今天又有新的膠帶貼了上來。這些記號要保留到三月二十三日。開刀口被醫生用紅筆圈起來，這部分的記號他們有另外畫下來，所以洗澡被沖掉沒關係。

在鏡子前看自己胸部被劃，被畫：有點，有直線，有圓圈，有交叉線；暗紅，紫紅，淡紅，鮮紅，感覺非常熱鬧。三月二十三日那天，他們會移去膠帶和紅十字，然後在這三個位置上刺青記號。想不到我人生第一次刺青將在醫院舉行。

10 連睡著的力氣都沒有

二〇二一年三月二十日

疲倦，是癌症治療過程中另一個耗神耗力的副作用。

開刀完，身體的創傷讓你疲憊，傷口的疼痛讓你無力，放療的過程讓你倦怠，服用的藥物讓你昏沉。

疲倦的感覺非常非常的不舒服。任何有興趣，想要做，應該要做的事，在腦中只呈現一片模糊的霧花，才剛有個想法聚集，馬上又風吹霧散，不見蹤影。所有的精氣神都被抽離，連軀殼也似乎感覺不到；但是身體又無比沉重，無法負擔，必須要躺下。此時體內力氣的強度連眼皮都管不住，它們只聽從地心引力的召喚，急欲遮住眼中散發的光彩，鎖住最後這一點光芒。

有人說，那就去睡啊，睡飽精神好。

這兩點，其實都做不到。

你躺著身，閉著眼，四肢無力，頭腦昏沉，但是你知道，人沒有真的睡著，你連睡著的力氣都沒有。

疲倦包圍著你，覆蓋著你，睡睡醒醒，再度睜眼，還是疲倦。

接下來，我需要放療。聽其他癌友的親身經驗，聽醫生告訴我的內容，放療的過程比化療舒服很多，我也很慶幸自己只需要放療。而放療兩個最大的副作用就是皮膚灼傷，還有倦怠感。

對於倦怠感我有小小的焦慮。我非常不喜歡那樣的感覺，那種自己不是自己，什麼事都做不了，怎麼也無法擺脫糾纏的疲倦，是很耗精神的。我到處問有放療經驗的朋友，那是什麼樣的感覺，是做放療當時累？做完後才會累？是整天都覺得疲倦，怎麼也睡不飽的累？還是只是忽然睡意襲來，睡個一小時就又好漢一條的累？

大致上答案因人而異。有人累到需要請假幾個月不能上班，有人則是補個小眠就可以恢復正常，有人甚至一點感覺都沒有，把放療當去做 spa 放鬆。看來，我真的要親身去感覺才能真真實實的知道。這就像開刀後的疼痛感，有人需要鴉片等級的止痛藥才能壓下去，有人說她一顆止痛藥都不用吃。零到十之間，就有無數個數字。

我不會焦慮到坐立難安，吃不好睡不著。為了抗癌，我吃得好，吃得飽，脂肪一直不離不棄，體重是最誠實的代言。我只是好奇，到底，我會有多疲倦？

二〇二一年三月二十三日

今天是點點日。

下午三點半去放射腫瘤科報到。上次標示在身上的紅十字還有膠帶今天要移除。

我換好病人袍後，治療師帶我到一個大房間，一樣有張大床。我上去躺好，雙臂舉高過頭，他們喬好姿勢，在我左邊的乳房又增加一些記號，然後用X光照射，確定沒問題後，治療師過來幫我除去膠帶，準備上刺青。

「我可以挑顏色嗎？」我故意開玩笑的說。不知道為什麼，我忽然很怕針痛，心裡莫名的恐懼。

「呵呵，對不起，不能，我也希望可以。不過聽說其他的醫院有螢光色的刺青呢！」治療師說。

螢光色？聽起來也不錯的樣子。我想像著晚上睡覺時，胸部發出一陣冷光，很有奇幻的味道，應該很酷。

「你可以解釋一下要怎麼刺青嗎？」一來我很好奇，此生沒有刺青過，二來我在拖延時間，晚一分鐘刺就晚一分鐘痛。

「這個針筒裡面有染劑，刺進皮膚後，針會停留五秒鐘，這樣就好，一共有四個位置。」治療師仔細的說。

我點點頭，好像也沒什麼可以再拖延了，只好躺回床上，把手舉高，忐忑的等著。

第一針下去，痛，那個五秒鐘顯得特別久，彷彿我們在不同的時區。二、三、四針接著下，痛痛痛，我呲牙裂嘴，吸氣再呼氣，四五二十秒鐘總算結束了。

「好了，都完成了。這裡是接下來正式放療的時間表，一共是二十次，妳的醫生在第十次，還有最後一次會出現。這期間妳有任何問題想見醫師，這裡隨時有腫瘤科醫師可以諮詢。不用擔心。」治療師說。她拿了一張時間表給我，還有一張放療注意須知。

我同時詢問她關於 COVID-19 疫苗的事。三月十五日開始輪到癌症病人可以施打，我不確定放療跟疫苗會不會衝突？醫院也有足夠的疫苗讓會員施打嗎？

她說放療跟疫苗沒有衝突，很多癌症病患開始施打了。她很熱心的幫我在醫院的 App 上填好表格，訂下日期，四月五日我就可以打疫苗了。

回到家，我迫不急待的看著身上的刺青，四個小點在左邊乳房上下左右四方，定位出一個需要放療的中心位置。我的第一次刺青，在身體上永遠記錄下癌症的印記。

欣賞胸前半褪色的紅十字，褐色乾掉的紅疹區，凹下暗紅的縫線，還有新加入的四點藍黑色的刺青，覺得非常的豐富熱鬧。我打開醫院的App，把二十加一（新冠疫苗日）的就醫行程下載到手機的月曆中，我看著四月份滿滿的點，加上胸前的四點，今天真的是我的點點日。

二〇二一年三月二十四日

開刀傷口的復原越來越有進展，止痛藥大約一天一顆，有時候甚至沒有。每天乳房認真擦乳液蘆薈膠，保養皮膚，等著放療。結果卻等到一通電話。

之前我跟Robert做了基因檢測。公司寄一套工具組過來，我們只要對著小管吐口水，集滿集好，寄回去就可以。我們不用上醫院，不用抽血，很方便。今天我們同時收到電話通知結果，Robert是陰性，也就是他的基因中沒有致癌的因子。而我的是陽性，其中一組基因PALB2就是導致我乳癌發生的因子。這組基因讓我罹患卵巢癌、胰臟癌的機率也會增加。我得到新乳癌的機率增加到百分之三十三至五十八。

這位基因檢測分析師告訴我，她認為醫生可能會建議我兩邊乳房全切。聽到這裡，我頭一炸，下面的對話都模糊了。只能讓 Robert 去繼續詢問問題。

我知道還沒跟醫生討論，什麼都不是定論，但是多一個這樣的消息，夠讓人沮喪的了。我好不容易從開刀的虛弱中慢慢復原，正準備下一階段的放療，忽然來這一下，真的心灰意冷。

以下是心情恢復後做出來的整理：

因為我的基因有一組有問題，這個病變的基因讓我身體某些器官罹癌的機率增加。乳癌就是其中之一。

我的兩個女兒會有一半的機率得到這個基因。往上追溯，我的父母其中一人帶有這個基因，我的弟弟、妹妹、他們的小孩也可能遺傳到，所以他們最好也去做這項檢測。

基因檢測分析師告訴我，她會把這份報告傳給我的醫生，讓醫生跟我討論醫療方向的細節。不過我還是分別寫了三封短信給我的外科醫生、放射腫瘤科醫生，還有腫瘤科醫生。我傳訊的時間已經是晚上，估計過了上班時間，今天應該不會有更進一步的消息。基因檢測分析師的訊息只是她的推估，她不是醫生，所以我必須聯絡上醫生才有更近一步的消息。

11 考慮兩邊全切?!

二〇二一年三月二十五日

未來不知，茫茫然，只想抓住現在。我一直很想去聖地牙哥看鸕鶿育雛，最近是季節。很短的旅程，早上起床，臨時決定就是今天。

在兩小時開車的路程，我先收到腫瘤科醫生的回信，他說剩下的療程不會受影響，不過我可以考慮兩邊全切。這位醫生加上基因檢測分析師，我已經收集到兩點了。

天氣預報中午會下雨，一路天氣陰霾，GPS說我們十一點三十分會到，我們跟雲賽跑，跟未知賽跑。

到了拉霍亞（La Jolla），停好車，我們走到崖邊，鸕鶿一隻隻蹲坐在巢上，小小幼雛一一從媽媽的腹部下探出頭，嗷嗷待哺。海風吹著舒服，海豹們懶懶的在岩岸上睡覺，我們興奮的照了很多相，在來來往往的車陣人聲中，我接到電話。

這是放射腫瘤科醫生的來電，通常醫生二十四小時內回簡訊我都覺得他們超有效率，人真好。這位放射腫瘤科醫生還親自打電話（已經不只一次了），讓人覺得超級暖心。她是個講話溫暖、講解仔細的人，聽了我的描述，感覺到她口氣一沉。她的建議也是可以考慮全切。我說我還不能決定，可是三月三十一日就要第一次放療了，怎麼辦？她非常乾脆，馬上把我的放療改到四月十二日開始。因為放療一開始就不能中途停止。她還說，如果我需要更多的時間考慮，她還可以再延後。

現在三位醫生加一位基因檢測分析師，四人有三人提到全切。我收集三點了。我跟 Robert 開玩笑說，等收集到五點就切了。

下午我收到外科醫生的簡訊，她說希望找個時間約談，好好討論一下選項有哪些。我正要回覆訊息時，她的辦公室已經來電，問我什麼時候有空，我們馬上約了明天下午跟醫生電話約談，不用跑一趟醫院。

我知道這些都是建議，最後決定在我，要不要開刀，各有什麼優缺點，我擔心的是什麼，這些，自己都要想清楚。而且最好在四月十二日前想清楚。

二〇二一年三月二十六日

下午四點，外科醫生打電話來。本來我的情況是單邊局部切除，之後放療加賀爾蒙療法。乳房全切不在必要的選項中，因為我家族沒有乳癌史，她本來估計我的基因部分應該是陰性。沒想到檢測結果是陽性，這讓乳癌再發生的機率一下子提高了。療程的選項和方式也有改變，全切變成選項之一。

目前腫瘤已經切除，放療和賀爾蒙藥物都是阻止癌症再發生。但是現在發現我的基因有問題，癌症的發生率增加，全切是最有效壓低發生率的方式。

如果不全切也可以，就得要密切觀察、檢查。基本上，我就要賭一把。

如果兩邊全切，這會遠遠降低癌症再發生率，可以放心很多，甚至之後可能不用放療，不用賀爾蒙藥。（最後兩項還不能確定，因為我的腫瘤位置很深，所以還有變數。）

三位醫生都不會建議我做哪個決定。他們就是把數據、檢測結果攤在你面前，分析每種決定的優缺點，我自己要做最後的決定。醫生告訴我，不管哪種決定，都沒有對錯，都有要去面對的困難。自己要想想，什麼比較重要。保留乳房比較重要？不要開刀比較重要？壓低癌症發生率比較重要？這些答案都沒有對錯。

除了三位醫生和分析師外，我們還有一位朋友在另一家基因檢測公司工作，他看了我的狀況後也是嘆了一口氣說：「如果妳有乳癌又有家族史，那肯定就是全切手術。雖然妳沒有家族史，可是現在基因檢測是陽性，癌症發生率高，所以醫生也不敢大意的說沒問題，不用全切。妳就是在灰色地帶，真的要自己做決定了。」

上面五位專業人士的態度不是建議全切就是讓我自己決定，所以我也不用再去找第六七八九個意見，如果我想或不想全切，我自己就可以決定，醫生會全力支持，幫我達到願望。我不需要特地去找另外一位醫生來支持我不想開刀，或想開刀的決定。

我列出現在全切的優點：

一、降低新乳癌發生的機會。我看到太多一年、兩年、多年後再度癌症上身的案例，當初想保留的乳房還是要全切，一次完成，可惜世上沒有早知道的事。她們之中有人很後悔當時沒有全切。如果我賭一把，密切注意檢查，可能再度發生時也可以及早發現，但是整個過程再度重來一次，我一定會崩潰。不如趁現在正在癌症治療關頭，一次解決。

二、現在我有很好的保險，我跟 Robert 的保險。Robert 很擔心兩件事，他年紀比我大很多，如果他走了之後我才發病，誰來照顧我？那時候，我的保險也會跟著消失，我要自己負擔醫療費，會很可怕。不如現在還有保險的時候，一次解決。

三、我的乳房已經完成哺餵的功能。這不像手啊，肝啊，還有很重要的功能存在。

如果這個器官現在存在危害身體的因子，可以除去而不會影響身體運作的功能，那算是容易解決的問題。

全切會遇到的問題：

一、我好不容易開刀恢復中，越來越好，真的不想再開一次刀，重新來過。

二、無法保留乳房，我可以面對沒有乳房的自己嗎？

三、必須決定要不要重建。要或不要，都很難。如果要重建我可以接受異物填入胸中嗎？我可以接受全切之後還要很多次的手術嗎？我可以接受不自然的自己嗎？如果不重建，我可以恢復得比較快，但是我可以接受皮膚貼著肋骨，凹凹凸凸，爬滿疤痕的胸部嗎？

如果不全切，保持現狀。優點就是暫時不再動刀，保有乳房。缺點就是癌症再發生的風險比較高，時時擔著心，未來還是可能會動刀、化療、放療等等。

二〇二一年四月二日

之前我提到因為基因檢測結果出來，我現在必須思考要不要乳房全切。我還沒有決定，但是因為很多人問我基因檢測是什麼，所以我再描述一下。

我做的基因檢測有兩種，很多人好像搞不清楚，甚至不知道有兩種，這裡先解釋。

一、基因體檢測（genomic test）：這是從腫瘤中取出樣本送去檢驗，健康的人不會做這項檢測。費用大約新台幣二十萬左右，據說台灣要自費。

這項檢測的目的之一，就是要看看腫瘤細胞是不是屬於侵略性比較強的，最終的目的是決定需不需要化療。以我的例子來說，分析出來的數字是十八，不低，但是也沒有高到肯定要化療的階段，腫瘤科醫生建議我不需要化療，所以我不需要決定，直接不化療。醫生做這些決定是根據檢查結果，根據數據做評估，不是有些人以為的美國醫生「都很愛」做侵略性醫療。醫生不能憑著自己愛或不愛的主觀意識做決定。當然我沒有看遍全美國的醫生，我只是就自己的經驗來分享。

二、基因檢測（genetic test）：自費新台幣三萬左右。理論上任何人都可以做，用唾液或血液。檢測基因有沒有缺陷，如果有的話，罹癌風險高。

這項檢測陽性的意思是，基因中有一組會導致癌症機率增加。像我的一組基因有問題，乳癌、卵巢癌、胰臟癌的罹患率高。

一般人健康時，醫生不會讓你去做這項檢測，以美國來說，保險公司不會幫你付費。我是因為已經罹患乳癌，所以才有資格讓保險公司付費去做這項檢測。

我檢測的結果是陽性，也就是我的一組基因有問題。因此我已經成年的女兒可以拿我這個結果，去跟醫生要求做這項檢測而由保險公司付費。她有一半的機率從我這邊得到這個基因。如果她也是陽性，她三十歲開始就可以做乳房攝影等密切的檢查，或以家族中最年輕得癌症者的年紀開始做檢查的依據（比如說，阿姨二十八歲時得乳癌，基因檢測陽性者二十八歲最好就開始做乳房攝影）。可以及早預防，而不是等到四十五歲。陰性的話就像一般人一樣，四十五歲之後才做乳房攝影。

我這項基因檢測的結果，重要性不只讓我女兒受益，我的兄弟姊妹、表姊妹，還有他們的小孩，都可以藉由我這個結果去要求做檢測，及早預防。

有人問我說，難道檢測陽性就一定要全切嗎？當然不是。假如我的女兒驗出來是陽性，醫生當然不會建議她做什麼手術，但是她就可以提早做健康篩檢，密切注意觀察。

而我的例子是，癌症已經出來了，而且基因檢測結果是陽性，復發率、新癌症再發生率就會大幅增加，壓低這些發生率的醫療方式是放療、荷爾蒙療法，還有乳房全切，而最後一項是大幅降低機率的方式。

二〇二一年四月七日

剛知道我的基因檢測結果是陽性之後，要不要全切的選擇就一直在腦海盤旋。我們上網找好多資料，評估。跟許多有自身經驗的病友深談，其他熱心的朋友也會介紹朋友家人讓我去聊聊。每天每天，我聽了好幾個不同又相似的經驗，得到好多不同的建議，大家都是用最真誠的心來表達對我的愛。

當然也遇到過有創意的祕方，像是可以帶我去非洲部落摸腳去邪之類的。我覺得想要知道世界各地有什麼偏方，公開說自己罹患癌症馬上就可以收集到很多資料。

幾天過去後，我跟 Robert 很有默契的不再討論了。不是已經痲痺的那種不想討論，而是所有的訊息都攤在眼前，所有的利弊都了然於心，剩下的，就是下定決心，找一條路去走，走了，就不要回頭想，不要盼望「早知道」。

生活正常，我的身體也幾乎恢復原樣，常常一個瞬間，忘記還有重大決定要做。恍惚一個回頭，才讓陰影襲上心，壓著我去想了又再想。

今天跟腫瘤科醫生電話約談。他跟我解釋，我接下來的癌症發生要分兩個情況來看：一是已經切除掉的癌細胞殘餘再復發或轉移，二是新的乳癌發生。

全切或不全切影響之前的癌細胞復發或轉移機率差不多，也就是說，不管我要不要全切，我之後還是要吃賀爾蒙藥十年（或更久）；維持現狀不全切的話，我還要做放射線療法，這些可以把再復發的機率從百分之十五降到百分之五。

因為基因檢測是陽性，所以新乳癌的發生機率增高很多，百分之三十三至五十八。如果全切，新的乳腺癌發生機率小於百分之五，而我復發的機率跟上面一樣，因為是跟切除的舊癌細胞有關，與全切無關。

所以大約總結是：

我維持目前局切的狀況，加上日後的放療跟賀爾蒙療法，復發率是百分之五；新的乳癌發生率是百分之三十三至五十八。

全切的話，復發率還是百分之五；新的乳癌發生率是小於百分之五。

醫生把狀況分析給我聽，讓我自己選擇。

12 要不要重建？

二〇二一年四月八日

今天跟整形外科醫生約見面。其實一月初就跟她見過面了，當時還不確定要不要單側全切或局切，我的個性又想先了解全盤狀況，所以連整形外科醫生都諮詢了。

美國的癌症醫療讓我覺得很窩心。他們會把重建列入保險給付。這雖然不是醫療上的必須，但是乳房的切除影響女性的心理層面很大，他們也重視這現象，而不是告訴妳，保命最重要，重視外在的美要覺得罪惡。

醫生仔細分析，如果乳房全切，我面臨的選擇是什麼：

一、不重建。我失去乳房，胸前平坦。喔，其實不是，我的皮膚會貼著肋骨，加上長長的疤痕，會凹凹凸凸的。但是復原最快，沒有日後其他的手術。

二、重建。重建也分兩種，一是植入矽膠，一是自體重建。矽膠植入是外物，所以有很多問題，像是自體排斥、莢膜攣縮等等。我聽到很多還要多次回去手術的狀況，這個我先排除。另一個是自體重建，就是用肚子的肥肉放進胸部。這是新的技術，優點是做出來自然，因為來自自己的身體，不會有排斥問題。缺點是手術時間長，日後恢復的時間也比較久，肚子上多了一道三十公分長的疤痕。

這位醫生的回答真實又詳細。讓我清楚知道，如果我選擇全切，未來會遇到什麼狀況。這在上次的約談中已經清楚分析了，這次約談的目的是，確定自體重建手術現在可以做。

當新冠疫情嚴重時，重症患者突然增加，醫院為了調配醫生和病房，一些非必要的手術都停止了，自體重建就包含在內。當時重建的選擇只有矽膠植入，因為自體重建需要住院四天，手術時間也比較長。今天醫生說，現在疫情減緩，醫院再度接受自體重建的病患。

另一件事，上次見醫生時，她捏捏我的肚子說，只夠做一邊大的，我想讓她再看一次，如果真的不夠做兩邊，那我就直接打消自體重建的念頭。

這次她看了看說，如果我不要求大，我的肚子夠做兩邊像現在一樣大小的乳房，又因為我是預防性切除，乳頭可以保留下來，但是乳頭雖然外觀保持不變，但是它們不會有感覺。

而不管我要不要重建，她在我全切手術的那天也會在場，如果我選擇平胸，整形外科醫生會幫外科醫生把傷口縫得更好。而看過我目前疤痕的人都知道，外科醫生已經處理得非常漂亮，膠帶去除之後完全不需要任何處理。未來如果加上整形外科醫生在場協助，傷口縫合一定會很棒！我雖然平胸，但是應該會平胸得好看。

這次的會談讓我們信心大增，如果選擇全切，下一步不重建，整形外科醫生會盡可能的把傷口縫得完整；如果重建，醫生會幫我恢復原來乳房的樣子。

二〇二一年四月十二日

我接下來要面對「選擇」。

選擇沒有對錯，就看自己在意什麼。

這個社會常常有意無意的告訴女性，提醒女性，要注重自己的美。

「要愛自己。」通常這指的不是愛自己的信心，自己的能力，自己的天分，而是要懂得化妝保養，保持好身材，體重要維持多少，胸部要多大才叫有料。「世上沒有醜女人，只有懶女人。」女人被嫌醜的同時還被推一把說妳懶。

更不要說坊間商家強力推薦的美白、去皺、保濕、豐胸、減肥各類產品，一再的告訴妳：「不夠，妳這樣不夠好！」臉書、IG、各大社交平台中，網紅巧笑倩兮，美目盼兮，挺著胸脯，翹著圓臀，這是美的標準。

所以對乳癌患者來說，要切除乳房，這絕對是很大很大的創傷，身體的，心理的。除了開刀傷口的照顧，癌症纏身的痛苦外，我們會擔心，日後怎麼穿衣服？怎麼穿胸罩？別人怎麼看我？先生會怎麼想？在乳癌社團中，我看到有先生因為太太乳癌失去乳房而離開的例子。

重建，是一個幫助女性恢復乳房外觀、恢復信心的方式。如果在全切的時候同時重建，妳醒來看到的不是被切除、凹凸、扭曲的前胸，心裡的衝擊比較沒那麼大。之後的日常生活也比較能以一樣的心態去面對。

詭異的是，在定義女性乳房等於美麗性感的同時，對於乳癌病患的重建，人們又有其他的評論。

「命都顧不了了，還愛美！」「乳房是身外之物，要放下！」「妳還想要胸部幹嘛？生病了還想勾引男人啊？」

想要自己美美的感覺，忽然不被允許。性感是一種罪惡。

有一次跟朋友聊，她說她媽媽單邊全切，因為兩邊重量不一樣，造成脊椎側彎問題。我問她，當時有沒有想到重建，朋友眉頭一皺，「她都快七十了，還重建什麼？」年紀大的女性就不能追求自己想要的身體樣式嗎？幾歲的人該有怎樣的樣貌有牢不可破的標準嗎？某個年齡層的乳癌患者想要重建，面臨的可能就是自家人的負面影響。

台灣的保險不給付乳癌患者的重建。我可以體會，如果純粹為了愛美而整形，自己付費是可以接受的規定。但是乳癌患者的重建，不只是愛美的原因而已。保險不給付，背後的原因就是：身體的病痛復原了，那就好，心理層面的需求不需要受重視。許多人因為經濟因素，被迫放棄重建的選擇；連考慮的機會都沒有。

我剛罹癌時，醫院要我看他們製作的衛教影片，影片很棒，詳細的告訴患者治療的選擇，還有各種選擇的方式與風險。最後還提到，不管是重建或不重建，都是個人的選擇，不需要因為重建而覺得愛美是罪惡，或是不重建就代表不愛自己，自己不夠漂亮。平胸不應該受歧視或嘲笑，或是代表不美，重建也不應該被批判是虛榮的愛美行為。這些話給我很大的省思，得癌症已經很辛苦了，還要為這些事給自己很大的壓力，真的不值得。

在重建的選項上，乳癌患者應該都可以有追求快樂的權利，應該可以擁有自己想要的身體。不管是想要乳房凸現的美感，還是想要平胸的舒適美感，這些決定都應該受到尊重。

寫這麼多，我還是沒決定要不要重建。我覺得，可以快快恢復體力是件很棒的事，身體少受很多的苦痛。日後不用穿胸罩會很舒服，甚至，我覺得平胸也滿酷的，反正我從沒貼過健行時不小心露出半截胸部的照片。但是我也覺得，如果乳房可以恢復原來的樣子，同時肚子的肥肉又能一起消失，多心動美好啊！對於癌症造成的不適也比較容易接受。

慢慢考慮了。

二〇二一年四月十四日

今天接到三通電話，第一通告訴我，開刀日期訂在五月二十一日。第二、三通電話分別約了外科醫生和整形外科醫生，一個是電話約診，一個是診間回診。

手術日期出來了，心裡五味雜陳，不是後悔，而是跟著我五十年的乳房，只剩下一個多月相處的日子了。

我這些年來，對它們好嗎？

小學三年級，得過水痘，留下兩顆結痂的痕跡，除此之外，沒有任何外傷。

青春期，乳房長大凸出，當時是不喜歡的，覺得多出來的肉，好醜！妹妹就不會這樣，平平的真美。

後來知道這是女性特徵，成人的世界裡，大才是美。要豐滿，要堅挺，要男人無法一手掌握。廣告詞都是如此深入人心。

這個世界對乳房有很多矛盾的限制。乳房要露出女人味，但是又不能真的露出來。要讓異性有遐想，但是不能讓異性有邪念。乳房在我們的身上，但是控制權好像又不完全在我們身上。

像是餵母奶這件事。乳房經過好幾年的存在，在孩子出生後，終於可以發揮功用，餵母乳。乳房分泌乳汁，餵養嬰幼兒，持續生命的傳承，本是自然不過的事，但是加入人為的意識，有些東西就模糊了，有聽到婆家娘家反對餵母奶，有聽到在餐廳餵母奶被歧視，有聽到職場對哺乳員工的不尊重等等。還好很多人在母乳推廣這路上很努力前進。當年跟十一位媽媽一起成立「台灣母乳協會」，看到台灣人對哺育母乳的觀念越來越接受，親善的哺乳環境慢慢建立，替台灣人感到驕傲啊！

我個人也因為餵母奶而認識很多很棒的老朋友，我們會聚會，成立母乳協會，彼此鼓勵。我們自己還會開玩笑說：「誰說乳房不是社交的工具?!」

餵完母奶，孩子大了，歲月往前走，乳房往下垂，它們安靜回到隱密的位置。四十五歲之後，每兩年被召喚一次，冰冷的儀器，用力夾住乳房，仔細拍攝內部深藏的模樣，想揪出可能的病變。

儀器在我乳房的深處，找到一個小腫瘤，在我無感的狀態下，腫瘤已經突破乳管壁。我罹患乳癌一期。

我不僅無感，外觀也無異樣。我照著鏡子，看著大小略微不同，受著地心引力拉扯，但還是健康飽滿的乳房，而我，就要失去它們了。

我傷心，但不是後悔。這很像我當年出國的決定。我想來美國念藝術，我做很多準備，考試，申請，終於買了機票。拿到機票，確定日期那一瞬間，我意識到這件事即將要發生，我感到傷心，我要離開我的國家，我的父母家人，不能常見到他們了；我要離開熟悉的食物，不能常吃到了。但是決定了，就走下去，離別是感傷，但是這個選擇對我是好的。

謝謝我的乳房。你們陪我走過青春期，餵過母奶，陪伴我所有每一個生命片段。現在選擇讓你們離去，我不捨得，卻又安心。謝謝你們。

III

平胸，
也可以很酷

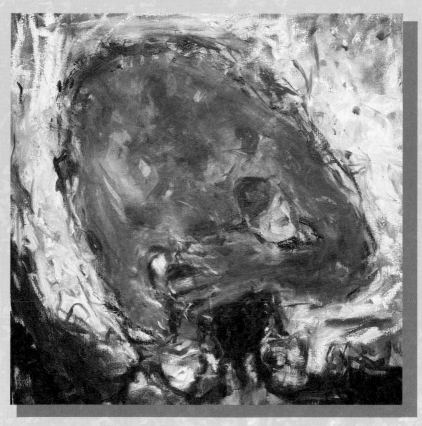

油畫，〈擁抱身體〉。

13 女人對自己的身體有多少決定權？

二〇二一年四月十五日

今天收到剛出版的新書《養心》。我是創作者，因為住在美國，所以等書上市後，出版社飄洋過海寄到家，拿到手上時，總是比台灣的讀者晚幾個星期。

但是興奮的心情完全不落人後。我已經寫作十年了，每次書一出版就像第一次出書那樣，又期待，又開心，又緊張，又焦慮。

應該要像書名那樣，懂得「養心」。

有小孩看了書來問我：「老師，真的有養心池這個地方嗎？好想去喔！」

我很想回：「你不要急，我得癌症了，如果很快就死掉的話，我可以幫你先看看是不是真的有。」

我當然不會這樣說，會嚇到小孩的。

在臉書公布我得乳癌後，很多人紛紛表示震驚、難過。很多讀者跟我說：「老師，我很期待更多的新書，但是妳要先養好身體喔。」不過有個可愛的讀者很直接的來問我：「老師，妳會不會死掉？如果妳死掉的話，我沒有書可以看，怎麼辦?!」

很多人可能會覺得他不禮貌，沒分寸。不過我倒是聽了哈哈大笑，還翻譯給Robert聽，他也覺得好好笑，這孩子的確不會講客氣溫柔的話，他先想到他自己。不過我看到他對閱讀的熱愛，也是很感動的。

我告訴他：「放心啦，就算我死了，還是有非常非常多的好作者、好書出版，要繼續閱讀下去喔！」

我爸媽最不喜歡聽我死啊死的一直講，好像每講一次機會就大一些。兩位老人家要面對女兒比他們先得癌症已經很不容易了，我也不要太刺激他們比較好。

爸爸年紀大，媽媽是主要照顧者。有時候在身體保養遇到了挫折，媽媽怨懟哀愁時，我聽完她的發洩，會加一句：「爸爸真的很不簡單了！現在九十歲，還沒得過癌症呢！妳看我，五十歲就發現癌症！」

「真的耶！也是啦。」媽媽想到這點，口氣就會緩和下來，想到她把爸爸照顧得這麼好，沒有癌細胞找上身，她其實是很驕傲，很安心的。

換個角度想，也可以是不同的視野。

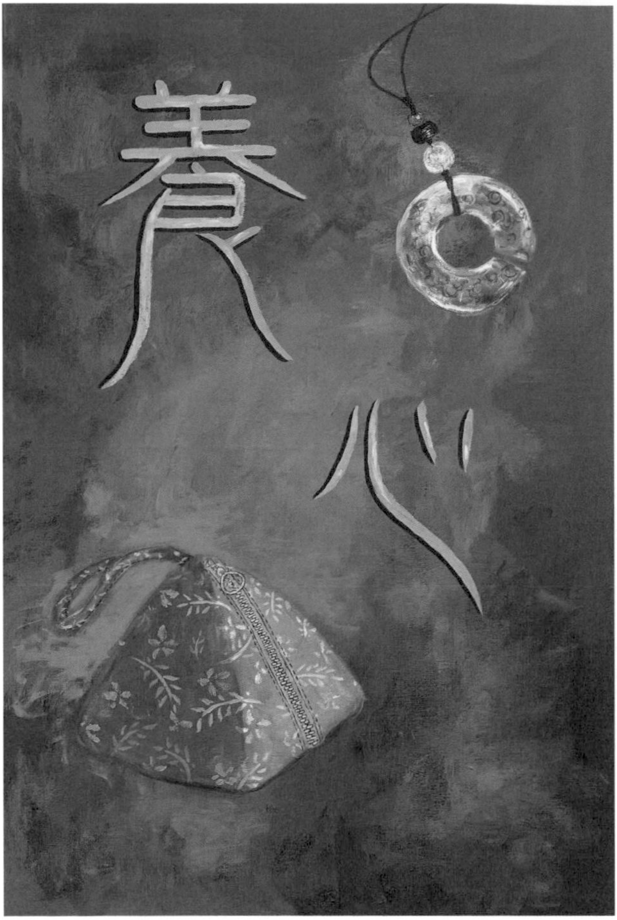

《養心》作者創作圖。

二〇二一年四月十七日

開始吃賀爾蒙藥。

乳癌是一種很複雜的病，一種細胞病變，但是造成原因和醫療結果會因人而異。我的乳癌是很多人有的「賀爾蒙型」。所謂賀爾蒙型，就是癌細胞對女性賀爾蒙有反應，白話的說，它是吃賀爾蒙長大的。所以能用藥控制賀爾蒙，就有機會控制癌細胞。檢查出是這一型，很多人會說恭喜。「妳得這一型的乳癌，還有藥可以控制呢！」也就是，開刀是切除局部的腫瘤，放療是扼殺局部的殘留，化療是追殺擴散到身體遠端的殘存癌細胞，賀爾蒙療法則是為未來做準備。

癌細胞很狡猾，又很強韌，它可能躲過開刀切除，閃過放療扼殺，逃過化療追殺，然後躲在身體某個角落裡休眠，等著時機成熟，等著被賀爾蒙刺激，它再復發。所以乳房全切不會降低已經發生的癌症的復發率，乳房全切的目的是降低新的乳腺癌發生率。

賀爾蒙型的乳癌，在日後繼續接收到女性賀爾蒙的刺激，再度被餵養茁壯的機會很大；這時，賀爾蒙藥的作用就是阻斷女性賀爾蒙與癌細胞的連結，斷絕兩者往來，抑制癌細胞成長。

又因為癌細胞堅忍不拔的頑強個性，讓它們願意在妳體內蟄伏良久，所以這個藥需要吃五到十年，現在有些研究還建議服用到十五年。

我今天開始吃的藥叫泰莫西芬（Tamoxifen），台灣癌友給它一個可愛的暱稱：小泰。可惜它一點也不可愛。

我們都知道藥有副作用。這個小泰可以干擾賀爾蒙去阻擋這麼強勁的癌細胞，副作用之大可以想見。

我在剛罹癌時，還沒有確定哪種開刀方式，我就聽到賀爾蒙療法副作用的可怕性。當初打算兩邊全切，就是天真的以為兩邊全切就可以不用服藥，後來做更多的研究才發現，原來不是我們想的這麼簡單。就算全切，還是要隔絕殘餘的癌細胞跟體內的賀爾蒙接觸。

小泰的副作用會讓人有提早更年期的感覺，而且那種不適感比更年期還強十倍。你會關節痠痛，很多人坐著要起身時會膝蓋僵硬、疼痛；還有人不敢泡澡，因為會起不來；會熱潮紅，晚上睡不好，睡眠品質很差；會眼睛模糊，眼睛痛，之後有白內障，要手術治療。

其他的不適還有體重增加、噁心、頭痛、肌肉痠痛、腳踝腫大、落髮、皮膚麻癢、肝功能有問題等等。

想想我要失去乳房，然後變胖，頭髮稀疏，皮膚紅疹，深深覺得發明這個藥的人有嫉妒美女的情結，像是童話故事裡的巫婆，逼迫公主拿美貌換生命。

比較危險的是，這藥會讓子宮內膜增厚，如果這樣，要刮去子宮內膜，否則會導致子宮癌的機率增加。另外還有血栓的可能性，這都是要密切注意的。

每個人的體質不同，副作用也不一樣，就看你二十個副作用會碰上哪幾個。

基本上，對付頑強的乳癌細胞時，我們乳癌患者也讓全身的其他器官暴露在不適、甚至危險的情況之下。生活品質會降低許多，而這要維持十年之久。我有朋友吃了五年的藥，受不了全身關節疼痛到不良於行，於是停了賀爾蒙藥。停藥之後，乳癌復發，她再度切除另一側乳房，化療放療，重新來過。

每一個人的狀況不同，當然我不等於她，但是當醫生說要用藥十年，我不敢討價還價。另一位朋友的母親年事已高，開完刀、放療之後，決定剩下的十年時間好好去過，不要吃藥降低生活品質。我覺得今天如果我也是那個年紀，我也會這樣選擇。現在的我就是跟癌細胞耗，賭它十年之後在賀爾蒙藥的控制下放棄生存。我用十年的時間來對抗。

二〇二一年四月二十三日

女人對自己的身體有多少的決定權？

在我決定重建不重建的這段日子，很多人問，妳先生希望妳重建嗎？這是有趣的問題，我的身體為什麼要問我先生？

我們會討論這件事，他會說出他的想法，但是，我盡量不把他的希望當成我的願望，因為最後是我的身體在承受決定，我不要以後不滿的時候，把後悔藥倒在他的頭上。我的決定是要對自己負責，我要思考，自己在意的是什麼，什麼對我是重要的。

那什麼對我是重要的？

乳房全切的病友中，有人告訴我，她完全不考慮平胸，馬上決定重建，甚至很後悔沒有做大一點；有人告訴我，她覺得恢復原來的樣子很重要；有人告訴我，她不想要別人指指點點她平胸；有人告訴我，重建讓她恢復自信。有人選擇平胸，她覺得花那個錢不值得，健康比較重要；有人不想面對一而再，再而三的手術、復原，手術、復原，冒著發炎的危險，所以她不要重建。

每個人覺得重要的地方不一樣，都值得大家認同與尊重。

我剛局切時，我們慶幸還有乳房。有一次聊天，隨意聊到重建，我想了想說，如果哪一天兩邊全切，我大概不會重建，自然就好。

「自然」兩個字，應該就是對我來說最重要的事。

當然，自然對於不同的人也有不同的詮釋。很多 YouTube 影片花了好幾個小時，教人如何化妝化得自然，「像是沒有化妝的樣子。」這是某些人的自然。

我平常不化妝，我也沒染過頭髮，照片沒有用特殊的 App 處理過。我沒拉皮、整容、隆乳，沒有去斑、點痣、雷射。我為了漂亮而容許異物進入身體的是隱形眼鏡。

是的，我也愛漂亮，我會洗澡洗頭吹頭髮，我會擦保濕乳液，去角質用面膜；我會穿胸罩，穿性感的衣服去跳舞。上鏡頭、去正式場合的時候我也會化妝。

這些，是我自己接受的自然。

當我接受全切，決定要不要重建時，整形外科醫生告訴我，重建的選擇有矽膠植入，有自體重建。

矽膠植入我個人完全不接受，這種外物進入身體，不僅最不自然，可能造成的問題還非常的多，像是自體排斥、位移、破裂、發炎、莢膜攣縮等等，而且之後每天要花時間按摩保養。我知道許多人身受其苦，所以首先排除這個選項。

自體重建用自己的組織來植入乳房，沒有排斥的問題，日後也沒有按摩保養的需要。但是肚子上會有一條長長的傷口，復原期非常的長。

目前全切手術安排在五月二十一日，不重建平胸的話，不管之後要不要放療，當天手術完就開始復原。重建的話，當天手術完先在乳房放入擴張器（放入異物，非常不舒服而且會痛），如果要放療，至少要等到八月才能開刀重建，不僅再一次手術，中間幾個月都要戴著擴張器。開刀之後恢復期約半年，乳房的兩道傷口，肚子上一道大傷口，要非常非常小心感染發炎的問題。

這些聽起來很讓人退卻，雖然肚子可以變小，胸部可以維持現狀，保險又給付，很是讓人心動。

為了更加了解真實的經驗，我參加了臉書的英文平胸社團以及自體重建社團，在這兩個社團裡，看到許多人當初矽膠或鹽水袋植入失敗而選擇平胸或自體重建，證實我不選外來物的決定是對的。我觀察這兩個社團好久，看了許多人不吝分享的照片，各自都有好看或是讓人心疼的照片，造成的原因可能是個人體質、體格、原本胸部大小、醫生的技術等等。

來回觀察了一陣子，我慢慢有了心得，不管重建不重建，原本的乳房已經去除了，胸前一定會有很多疤；重建之後，穿起胸罩，套上衣服，外觀無異，但是身體經過切割重組，胸部腹部都有長長的疤，讓我覺得好辛苦。

不重建的胸部去掉兩個鼓鼓的組織，去掉乳頭，只剩下兩道長長的疤，雖然皮膚貼肋骨凹凹凸凸的，但是我越看越自然。這個自然，指的是身體受到癌細胞威脅，在動手術保命的原則下所留下來的疤痕，就像上次局切後的兩條三公分疤痕，在皮膚上留下印記，但是我不覺得醜陋。我接受癌症發生，我也願意接受癌症治療帶來的結果，包括疤痕，包括無乳房，包括小泰的種種副作用。

另一方面，我也覺得平胸可以很酷，可以性感，有個人特質。如果把「大胸脯＝美」的框框拿掉，平胸是很美麗的。我一直很討厭穿胸罩，如果平胸的話，就從此不再受束縛之苦。而且洋裝的剪裁，只要不是刻意強調胸線、露出半邊胸部的那種，平胸還是可以穿美美性感的洋裝。

有的人給不重建的女性負面的評價，覺得這女人不重視自己的美麗，這女人放棄了自己。事實上，選擇平胸的人，只是不願意在經歷乳癌手術，甚至放療、化療之後，還要再經歷多次的手術，還要在身體挖一塊，補一塊。我們也是重視自己的身體，也是重視身體美感的。我們用另一種方式接受自己，另一種方式自信的活下去。

二〇二二年五月二日

我需要「知音親熱又不屁」。

賀爾蒙藥吃了兩星期，有些副作用早早上場。像是口渴，我隨時處在口乾的階段，一次喝一大杯水還是渴。這個副作用還不算太糟，算是強迫自己喝水，多喝水也是幫助代謝藥物的方式。

只是多喝水的副作用是要常跑廁所。在家就算了，出門長途開車就滿困擾的。

另一個副作用是頭痛、暈眩。我本來就有暈眩的毛病，但不是天天。現在吃這個藥之後，幾乎天天頭緊緊的，像是有人用力壓著、箍著你的頭，而且暈暈的，很難集中精神。頭痛嚴重的時候，難以起身。

頭暈還伴隨著噁心感，嚴重會乾嘔，不會真的吐，但是不舒服是肯定的。

這些還不夠嚴重到我想請醫生換藥，怕是越換越可怕。還可以忍就忍。目前我的對抗方式就是：一、多喝水。二、運動，每天至少走三公里，而且是會喘的上下坡。舉重。瑜伽伸展。

但是我還是打算尋求中醫協助。

很幸運的，我在洛杉磯認識可以信任的中醫師。

美麗聰明性感，有智慧有創意的杜醫師不僅是中醫師，還是多年好友兼健行山友。她聽了我的症狀後，告訴我需要「知音親熱又不屁」！

看到她的留言，覺得萬分佩服，醫術精湛的她想不到也是文青（人家也出了好幾本書喔），寫出這種每個字都看得懂，整句卻不通的配方。

後來才知道是語音輸入的錯，人家杜醫師說的是：滋陰，清熱，又補脾。

她開了中藥粉藥方，還建議我食補，銀耳、山藥、蓮子、紅棗、桂圓、枸杞，一起煮甜湯。今天我去超市買足了材料，煮了一鍋「不屁」甜湯。好喝，營養，心情馬上舒展開來。謝謝杜醫師的配方。

二〇二一年五月五日

今天去領了兩件手術後用的背心。這兩件是保險公司給付的，不用付錢。

背心有前開拉鍊，因為手術後手不方便上舉穿套頭式的衣服。拉開拉鍊，內側有小口袋，是手術後放引流管用的。大手術之後身體內部會積血水，這些液體要排出來，不然會發炎，所以醫生會從體內牽管子出來，管子的另一端連著一個空心塑膠球狀小物，這是要收集體液的。我兩邊開刀，至少會有兩條引流管。

小口袋是用魔鬼氈固定在衣服內側，日後引流管拿掉了也可以當一般衣服穿。胸口的部分是兩層口袋形式，還給兩團填充物讓胸部看起來鼓鼓的。保險公司給的配額是兩件，可以輪著穿洗，也是貼心。

我參加了美國三個不同形式的乳癌支持社團，我問了一下，大部分的人跟我一樣有保險支付可以拿到免費的，但還是有人的保險沒有這個福利（大約一成）。有一位紐西蘭的病友說她沒見過，不知道有這種東西，問大家哪裡買的。

我問大家引流管拔掉後，背心如何處理，有的人說她就當一般內衣穿，大部分的人捐給一個特別的機構，這樣沒有保險給付的病友也可以有機會拿到。這個主意不錯，我日後應該也會這樣做。

14 成立「乳癌不重建平胸支持社團」

二〇二一年五月六日

今天一時衝動，成立「乳癌不重建平胸支持社團」。

不重建，是乳癌全切手術後的一種選擇。有些人會用負面的態度看我們的選擇，認為我們是「不愛自己，放棄自己」。其實不是的，我們只是不想有更多的手術，增加後遺症的機率，希望趕快恢復，再度享受生命。

在我決定全切之後，我無法馬上決定要不要重建。當時我參加了兩個臉書英文社團，一個是自體重建社團，一個是平胸不重建社團。我在這兩個社團瀏覽著大家分享的照片，手術後的恢復狀況，她們對自己滿意的指數等等，真心覺得平胸是比較適合我的方式。

之後我花很多時間在平胸社團出入。在這裡，我看到有人分享實際的資訊，像是如何與手術醫生溝通，即使是不重建，傷口的縫合原來也是有選擇的。在情況允許下，可以跟醫生討論自己喜歡的方式。還有如何選用市面上賣的各種義乳產品，讓自己維持手術前的樣貌。如果保持平胸不戴義乳，如何穿得舒適漂亮，什麼樣的剪裁會有什麼樣的效果，如何選適合自己的泳衣等等。

也有很多人分享心情，面對失去乳房的衝擊如何排解？如何用另一個角度接受自己？伴侶對自己平胸是什麼反應？應徵工作時要不要穿義乳？

大家彼此鼓勵，互相安慰，不吝嗇的分享手術縫合照片，讓我對平胸的樣子有全盤的心理準備；她們歡喜的分享買了什麼衣服搭配，讓我對女人的身體有另一個角度的美感認識。

我在這幾個社團得到很多，我也在想，如果台灣有這樣的社團，應該可以為很多人支持與打氣。我的想法得到「花漾女孩GOGOGO」乳癌社團團主米娜的支持，一起成立了「乳癌不重建平胸支持社團」。在這裡，希望大家一起來耕耘，不重建的姊妹們可以分享在這過程中，當初妳們如何選擇，如何接受自己，其中的難處、心得是什麼？分享全切當時所遇到的醫療問題、復原的狀況。之後如何繼續享受生活，可能有辛苦的一面，可能有意外的方便。大家在分享的過程中，得到安慰，支持，甚至啟發，相信都是美好的結果。

我不想改變審美觀，女人的乳房非常美麗迷人；但我想增加不同的審美觀，女人沒有乳房，一樣很美麗迷人。

二〇二一年五月八日

介紹一個名詞：美感平胸縫合（Aesthetic Flat Closure）。

一月剛發現乳癌沒多久，除了外科醫生外，我也去見了整形外科醫生。當時是希望可以全盤了解乳癌治療過程中可能的選項。我非常喜歡這位整形外科醫生（補充一下，所有 Kaiser 醫院的醫生都讓我很滿意），後來決定只有局切時，心裡還小小遺憾不能跟她合作。不過我的外科醫生縫合得很棒，兩道傷口非常細密、整齊、筆直，我完全不需要額外擦什麼藥膏或貼矽膠美容貼片。

後來決定全切，接下來決定要不要重建，當然馬上聯繫整形外科醫生。我（眼睛發亮的）問她，如果不重建，她也會在場嗎？她跟我說，如果妳希望我去，那我就去！

我聽了好開心啊！我的外科醫生縫得已經很漂亮了，如果整形外科醫生也在場，對於兩條大傷口的縫合美觀，我覺得很有信心。

當時，我還問她一個問題，她會如何下刀？疤痕會長什麼樣？她說她會在乳頭的高度平行橫切，大約像這樣「——」。

參考其他人的照片，我覺得我個人比較喜歡斜角切的方式，像這樣「\/」，不過角度沒那麼陡。這純粹是學藝術的龜毛，一種視覺上很個人的美感。

之後我參加美國平胸社團，在裡面跟大家討論，才發現現在有個專有名詞：美感平胸縫合。

社團的粉紅姊妹還提供我一個圖檔，裡面畫了九種開刀縫合的樣式。這個圖檔是美國乳癌協會認可的方式。這讓我大開眼界，原來選擇不重建，不是隨便縫一縫就好。我們選擇不重建，可能因為不想開更多刀，不想有後遺症的風險，不想漫長的恢復過程，甚至有人的體質不適合重建。但是這不代表我們不重視自己的身體，我們不重視美感。縫合的美感要求也是需要重視的。

不過姊妹們也提醒我一個很重要的訊息，不見得每個人都可以選到想要的縫合方式，不是醫生願不願意，而是要看腫瘤的位置、本身的體型、體質、手術前的乳房大小、醫生的開刀習慣和技術等等，這都會影響縫合的樣式，所以在術前要跟醫生溝通好，可以提出自己想要的方式，但是不能保證結果。

我很慶幸在這個社團找到更細緻的資料。之後我傳訊息給整形外科醫生，我問她，我想要斜角方式的縫合可以嗎？她回信得很快，肯定乾脆的說，沒問題。The diagonal scars would definitely work for you.

聽到要在自己身上動刀的醫生有自信的答覆，沒什麼比這更讓人放心了。五月二十一日開刀，到時候兩位醫生都在，我也信心滿滿。

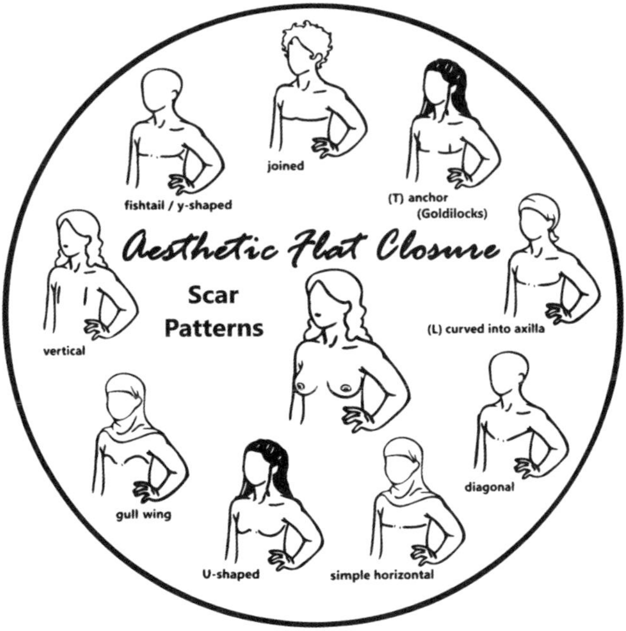

美國乳癌協會認可的九種開刀縫合樣式。圖片來源：https://notputtingonashirt.org/whatisflatclosure/

二〇二一年五月十一日

今天乳房外科醫生電話約談，主要是提醒我開刀當天兩邊乳房全切的注意事項。前一天半夜開始禁食，當天早上可以喝一杯透明的飲料，像是蘋果汁可以，橘子汁不可以。茶或咖啡不可以加奶，加糖。早上十點報到，不像上次局切七點就要去打顯影劑，這次可以先美美的化好妝再出門（沒有這回事）。一樣十二點的刀。開刀時間約兩到三小時，之後恢復室一個小時，然後可以回家了。完全不用住院。上次局切也沒有住院，出院之後完全依照醫生囑咐處理傷口，沒有擦藥膏或多餘的膠帶，我的傷口復原得很健康漂亮。

到時候我會有兩條引流管，一邊一條，報到時要把引流管背心帶去。這兩條引流管大約在身上兩星期，這期間上半身不能沾到水。我可能會找一天去外面美容院請人幫我洗頭。

疫情期間，很多醫生都是電話約談，像是我的腫瘤科醫生，我到現在完全沒見過面。其他的醫生除非必要，否則就是減少醫院出入的機會。剛開始有點不習慣，現在非常喜歡，比如旅行途中就可以跟醫生約談，非常方便。一般跟醫生約談，一次部分負擔費用要二十美元，我發現電話約談他們就沒收錢。雖然我覺得醫生花在我身上的時間一樣多，一樣重要，但是我也不能強迫他們收費。

二〇二一年五月十五日

今天收到好玩的東西，用毛線織成的義乳。這是我收到的第一對義乳。

擬真的義乳是矽膠做的，但是價錢昂貴（通常保險會支付，但是也有人的保險不支付），很重，很悶熱。一位癌症患者女士從醫生那得知有人用毛線織義乳，她請人依照樣式織了一對，用過之後覺得太柔軟舒服了，她開始想，如果醫院給病人

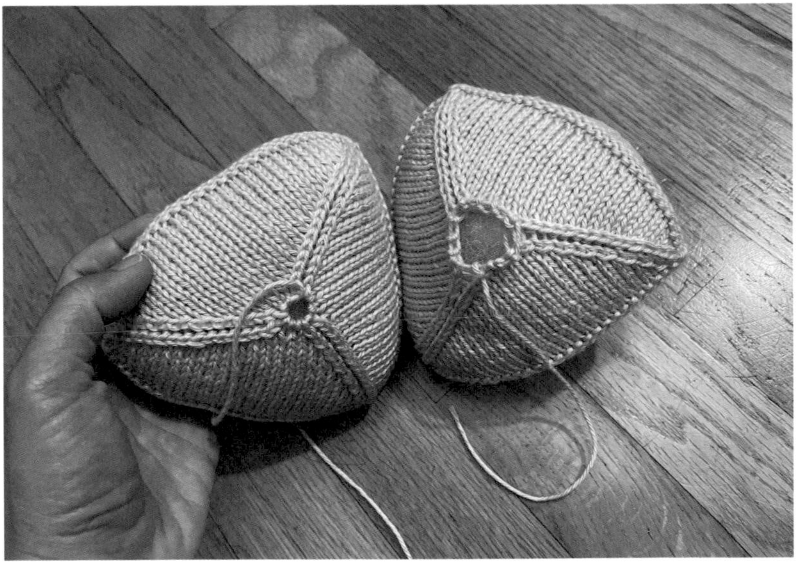

網站 https://www.knittedknockers.org，可以索取毛線義乳，可以學習怎麼做，可以捐款可以當義工。

的選擇不是只有矽膠義乳，也提供這種毛織義乳，那該有多好？

醫院接受她的建議，她從這個點開始擴展，成立了Knitted Knockers網站，讓全世界的人免費索取毛織義乳。當然，各地有義工群，義工自費買毛線，織了一個又一個、一對又一對的義乳讓人索取。

除了索取，如果自己也會織毛線，他們有提供樣式，網站上也有影片教學。你可以自己織，也可以當志工，織給需要的乳癌患者。

我知道後也馬上上網登記索取，真的好快就寄來。他們接受捐款，我今天有能力，那我也願意多幫忙一些，所以雖然免費，但是我也捐獻，希望更多人受惠。

這義乳的外層是毛線織的，索取時可以選擇大小、顏色，看是要淺自然色、深色，還是花色。我選了花色，拿到粉紅色，好美啊！義乳裡面是填充玩偶的填充物，非常的鬆軟。

上一頁照片是義乳背面，可以看到有小洞，還有一條留下的毛線，讓你可以鬆開這個洞，依照需要，把填充物拿一些出來，或是放更多進去。如果希望增加重量，可以加小石頭、硬幣等進去。

二〇二一年五月十九日

早上起床看到醫院 App 通知，我昨天做的 COVID-19 檢測是陰性。雖然我已經打完疫苗，聽到消息還是放了心。

今天與整形外科醫生見面。對，我不重建，但是整形外科醫生會來幫忙縫合得漂漂亮亮。

她看了看我的胸部，估計一下二月局切的那兩條疤，自信的說，我想要斜角度的開法沒有問題。她會先畫線，讓外科醫生下刀。

她告訴我，我選擇了一條最安全，最快復原，併發症、後遺症發生率最低的全切手術方式。我聽了好開心，好放心。她不像一些美國整形外科醫生，一直鼓吹患者要重建，甚至有的不經過同意，幫患者保留皮膚，讓患者之後可以重建。

Flat denial 就是在講這個。病人要求平胸手術，可是醒來後，發現醫生單方面自作主張留下皮膚（想像洩氣的氣球）。「我這樣做是萬一妳日後想要重建。」這種漠視病人要求，無視病人自主權的事件，在美國醫院常常上演，是很嚴重的錯誤，所以做手術前一定要跟醫生好好講清楚。我很慶幸我的醫生從頭到尾讓我自己下決定，沒有強力建議我重建，也尊重我要美感平胸縫合的決定。

醫生問我，妳覺得妳之後會平胸穿著，還是會常戴義乳？我說我認為我會平胸穿著為主（好不容易不用穿胸罩了耶！）但是，我也想偶爾變化，穿義乳、穿不同的衣服出門。（醫生啊，妳不會不給我義乳了吧?!）

醫生解釋，她會這麼問是因為，完全平胸穿義乳胸罩，抬手舉手的時候會跑位，如果我會常穿義乳胸罩，那她手術時可以在我原來胸部下圍折一點皮膚進去，讓下方有點鼓鼓的，稍微阻止胸罩上揚。但是如果我想要真的平胸，就會覺得那兩團鼓出來的肉很礙眼。

我馬上回說，我要真的平胸，我不要兩團凸出來、不成乳房的東西在那。醫生馬上贊同說好！

這次的溝通好令人安心，後天的手術之後，我會再度重生。

IV

我是少奶奶

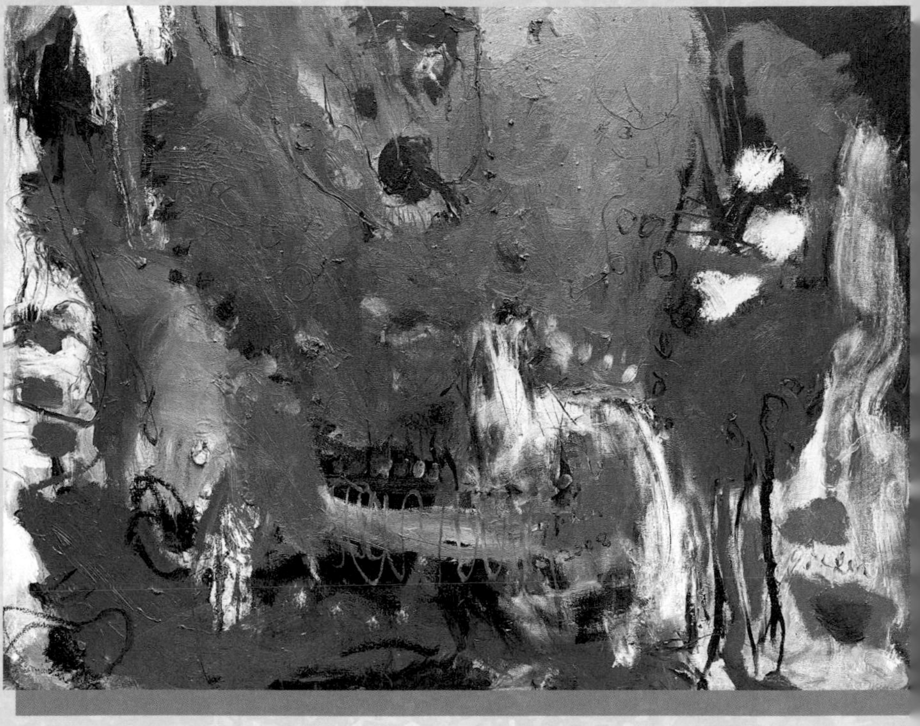

油畫，〈不對稱〉。

15

垂直不對稱的肋骨

二〇二一年五月二十一日

早上第一件事，照相。把乳房最後的倩影留下來，做個紀念。從今以後，這些照片就是歷史，是我乳房曾經存在的實證。

然後我去走了一公里，開刀之後得休息，可能要一段時間才能再運動。

看看時間差不多了，洗澡換衣服。然後 Robert 開車送我去醫院。

報到之後，看到洗手間非常高興，衝進去上廁所，出來以後見到護理師一臉怪異的表情看著我：妳已經去上廁所了?! 我說是啊。護理師嘆了一口氣說，我需要妳的尿液樣本耶。

呃……

一到隔間，馬上就被要求去除全部的衣物，穿上病人服，躺進充滿暖氣的拋棄式被子，這東西我好喜歡。

護理師先在我手背上扎一小針局部麻醉，那一針實在太美妙了，連靜脈注射針頭扎進去居然都不會痛！

不同的護理師來來去去，兩位麻醉醫生前後出現，外科醫師、整形外科醫師也陸續在我的兩邊胸部簽名。整形外科醫生還在我的前胸肋骨中央畫一直線，兩個乳房也畫出讓外科醫生切開的線條。我的胸前好熱鬧啊！

終於下午一點半，麻醉醫生在靜脈注射裡加入「讓妳放鬆一下」藥劑，之後我就不省人事了。

醒來時，我人在恢復室，痛，是唯一的感覺。手術前，醫生就讓我吞下了三種止痛藥，連靜脈注射裡也加了止痛劑，結果還是被痛醒，我哀嚎著，護理師又拿了止痛藥讓我腋下。

同時，頭暈想吐得不像話，我還要求醫生貼止吐貼片，居然沒幫助。我馬上要了止吐袋，將近一天沒有進食，只吐出酸水，嘴巴也苦苦的，止痛藥八成也吐出來了。

吐完後護理師就叫我換衣服，要出院了，Robert 打電話上來，車子已經開到醫院門口了。護理師幫我坐上輪椅，推我下去，在電梯裡又吐，非常不舒服。

回到家，馬上躺在床上，一點也不想起來，非常的累，暈，痛。不過實在好餓，吃了 Robert 準備的晚餐，喝了他自己做的克菲爾發酵乳（Kefir），感覺體力恢復些。晚上八點服了顆止痛藥，馬上覺得好很多。

手術完醫生幫我穿上一件「運動背心」，裡面塞滿紗布，這要四十八小時之後才能打開。胸部兩邊各插一根引流管，讓裡面的血水流出來到一個像手榴彈的小球。上次去領的背心，裡面有可拆除的小口袋，小口袋就是讓我裝手榴彈球的。整體穿起來比想像中舒服很多，也很方便，很好的設計。

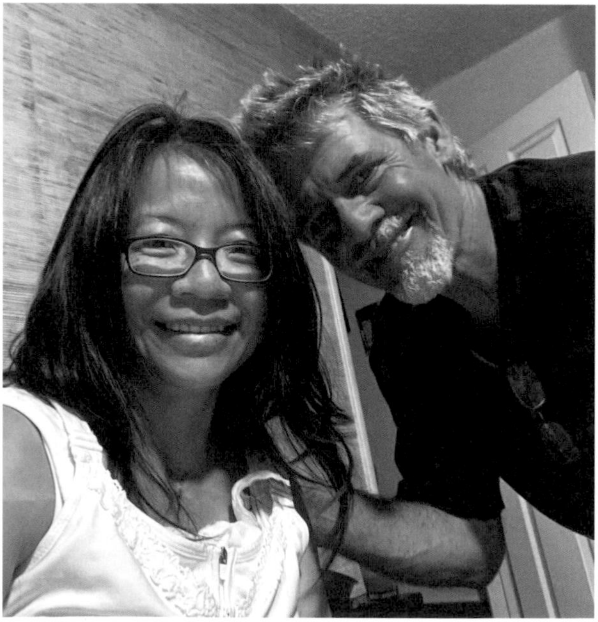

開刀完當天就回家了。

二〇二一年五月二十三日

有些事，不是做好心理準備，就等於可以馬上接受事實。你可能在網路上做了很多功課，聽很多人分享，參加這個那個社團，自己對自己喊話，努力用勇敢架構自信心的牆。但是等到揭開面紗的那一剎那，還是會震驚到體無完膚，勇敢的積木變成畏縮的木屑，細碎崩壞，在狂風吹打中，滿天飛舞，塞住口鼻，無法呼吸。

開刀四十八小時後，根據醫囑，我可以拿掉紗布。

我拉下內衣拉鍊，拿出塞在裡面的紗布，在Robert的幫忙下，小心的脫下運動背心，兩顆引流球分別握在兩手。

五月的南加州天氣微涼，我站在浴室的鏡子前，身體微微發抖，第一次看到手術後失去乳房的樣子。

鼓鼓飽滿的乳房已經不在了。那兩個位置，現在被一堆難以理解的線條取代。兩條斜對角線的傷口，像是底下不相連的V，從兩邊腋下斜向中間肋骨。這兩道傷口我沒能真的看見，因為有好幾條膠帶層層相疊，貼在劃開的皮膚上。像是小時候寫作業時，寫錯字用橡皮擦用力擦過，把紙擦破了，然後拿透明膠帶企圖把破掉的部分黏貼在一起。

不同的是，我胸前的膠帶有二十公分長，而且凹凸不平。這兩道傷口在皮膚上順著肋骨在胸口爬上爬下，彷彿傷口之中還有裂縫，這絕對超出我想像的美感平胸縫合。

讓我更難以接受的是，為什麼我的肋骨長成這樣？肋骨不是應該橫的長嗎？為什麼我有兩條垂直的肋骨在胸前，而且兩邊不對稱？摸上去硬硬的，還會痛？看上去更是可怕，原來我的肋骨畸形，一直到現在去除乳房才發現！

傷口扭曲凹凸歪斜，胸前的骨頭垂直而且凸出，有些皮膚組織腫脹，兩邊還各有一個洞，兩條管子從洞裡出來接到引流球上。

這景象震得我七零八落，我整個臉垮下來。

「醫生說要給自己時間，這才開刀後兩天，過陣子再看看。」Robert 安慰我，但是我看到他的臉色也是震驚，我想任何人看到都裝不出舒服的樣子。

我把照片傳給醫生看，沮喪的問她為什麼我的骨頭長這個樣子？她回應我：那不是骨頭，那兩道凸出的是引流管。還有，其他部位隨著時間過去，會越來越好看，現在不要擔心。

什麼？為什麼不早說?!原來我的沮喪有一半來自無知，自己嚇自己。把醫生放進身體的引流管當成肋骨，這實在太好笑了，居然以為自己有特殊體質，長出垂直不對稱的肋骨。這樣的想像力也太強了！

知道自己骨頭沒有畸形後，心安許多，非常期待引流管可以快快拔掉。

二〇二一年五月二十四日

開刀後這兩天，驚訝的發現，其實沒那麼痛。當然，手還是不能舉高，不能用力，走路緩慢，但是傷口的痛真的比局切時還容易應付。

外科醫生手術前說，我這次全切會比之前還不痛，我只當她安慰糊弄我，要我不要緊張。我想著，上次兩條三公分長的傷口我就痛得哀哀叫，每兩個小時去討藥吃，這次兩條十五公分長的傷口，怎麼可能會少痛?!

可是真的就像江湖傳說的那樣，全切的傷口不那麼痛，普拿疼就可以解決。現在開刀後兩天，早上服用一次普拿疼，到現在下午還可以打字，精神很好。回想之前局部切除後，一把眼淚一把鼻涕吵著要止痛藥的苦命相，痛的感覺可以洋洋灑灑寫好幾篇文章，現在兩邊全切後的痛反而沒那麼戲劇性。可能全切時，很多神經被切掉也有關係。

最痛的部分其實是那兩條被我當成垂直肋骨的引流管，隨著呼吸，胸部上下起伏，這兩條管子在體內摩擦著剩下的神經，真的是咬牙切齒的痛楚。

得知罹癌後，我每天固定跟 Robert 走三公里，還有上下坡。這對我術後恢復幫助很大。這兩天我也盡量多走動，走到廚房，走到院子，慢慢的走，短短的走，保持血液循環順利是恢復的重要一環。很多人以為整天躺著最好，其實不動會減緩復原的速度。

現在我軀幹兩邊各有一條引流管從身體內延伸出來，管子的下端連著一個像手榴彈的橡膠球，用來接從體內流出的血液、體液，這兩顆引流球二十四小時跟著我，我看著血液、體液一滴滴的流入引流球中，感覺很不可思議的

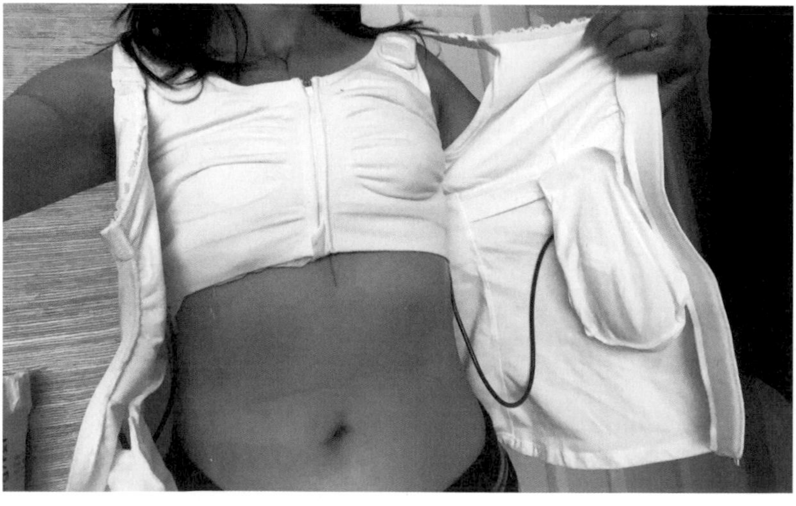

兩件衣物都是醫院給的。運動背心裡面塞著紗布，開刀兩天後移除。背心內側有小袋子，可以裝引流球，很方便的設計。

奇妙。早晚各一次，要把血水倒出來測量。

這工作 Robert 也接手去做。他會小心扶我起來坐在床沿，把引流管裡血液、組織液按壓到引流球裡，然後倒出來，記錄每一次的量。

月經這時候也來湊熱鬧。開刀前我掐指一算，開刀日可能就是月經日。有一天我問 Robert，萬一我在手術台上流血怎麼辦？（說完我也覺得哪裡怪怪的。）Robert 翻白眼說：「我想，醫生應該知道如何處理出血問題！」

這兩天，就是血量比較多的日子。我覺得全身上下都在淌血，整天就在處理血的過程。女生真的很不好當。

二〇二一年五月二十六日

乳癌雙邊全切開刀後第五天。

今天有個越洋學校演講。當初有點擔心手術後體力不佳，不過老師很積極熱心的安排，在疫情中讓學生可以繼續接觸課外知識，我覺得很感動，所以答應了。

開刀後第一次穿上非睡衣的外出服，感覺很興奮，我的引流管還在呢！兩個引流球藏在褲子的口袋裡，一點也不違和。我的前開襯衫是為了手術新買的，想不到這麼快就用上。日後應該也是平胸穿著為主，不穿內衣，我覺得平胸也可以很驕傲，很美麗。

四十分鐘的分享好盡興。可以跟學生聊聊我的作品，真的很開心。同學們希望我講講「仙靈傳奇」系列，還有最新的《養心》。我分享了寫作的心情，他們也好奇的問我許多問題，在疫情下依然認真而熱情。有個男生說，聽了我的分享，他也想去找《修煉》來看。感覺是很有好奇心、很願意多方面探索的一群孩子。

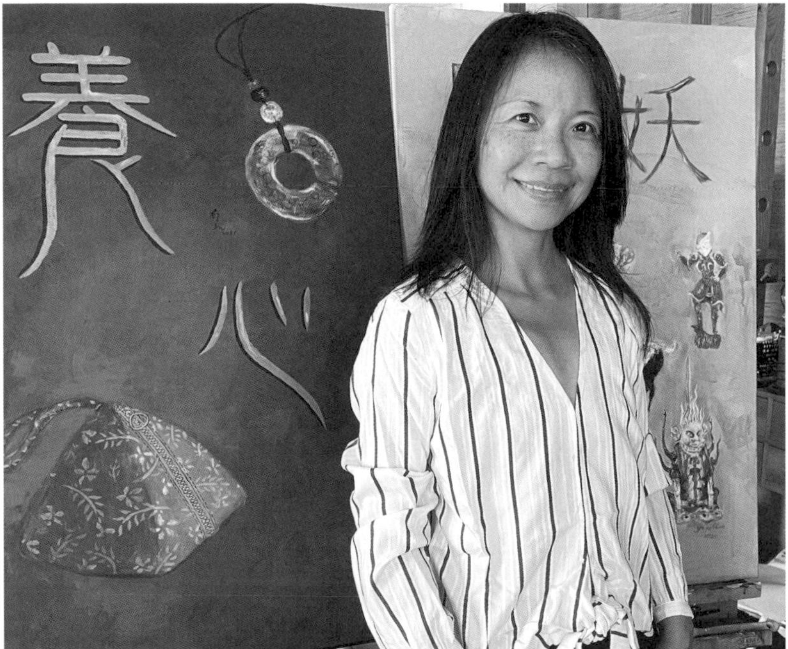

演講的穿著打扮。

16

手術不用住院？

二〇二一年五月二十八日

今天回診，整形外科醫生看了看我們這星期倒出血水的紀錄數字，看看傷口，認為可以拔管了。這兩條引流管掛在身上，不僅不方便，而且會痛。卡在胸口上，在皮膚跟骨頭之間摩擦，梗著，頂著，呼吸可以感覺它們的存在，現在終於可以脫離了。

醫生讓我坐在診療椅上，先用剪刀把皮膚上縫管子的線剪掉，這樣兩針的線也是痛的。之後她要我深深吸一口氣，她就抽出長長的管子，不會痛，但是管子在身體裡面動的感覺怪怪的。

兩條引流管留下的傷口是兩個洞，加上縫線的洞，看上去我皮膚好多洞啊！醫生用紗布蓋上去，再用大膠帶貼起來，囑咐我明天再拿掉。

二〇二一年五月二十九日

昨天拔掉兩條引流管，輕鬆好多！不用一直擔心血量問題，換衣服上廁所不用擔心扯到，現在就等兩個傷口慢慢復原。

這兩天感覺比較疲倦。一樣沒做什麼事，煮飯、洗碗、洗衣，所有的事都是Robert一手包辦。

我現在是少奶奶了！態度上是，生理上也是！

不過就是很容易覺得全身精氣快散掉的感覺。雞湯、魚湯、蔬果汁，什麼湯水都喝，不敢怠慢。白天會小睡一下，這樣有個缺點：在不能運動的情況下，我會慢走一圈大約一公里，體力消耗少，晚上就睡不好，但是再多我又沒氣力，真是麻煩。

二〇二一年五月三十日

我雙邊全切手術沒有住院，當天出院，很多人對此感到很驚訝，認為美國醫院草率，其實不是的，所以我決定分享更多的訊息。

首先，美國人超愛告人，醫療糾紛更不要說，有些人就愛抓個小辮子告人拿錢，所以醫院醫生都非常小心，用藥、醫療，都要按部就班，照著程序走，不敢草率。另外，我只能分享我遇到的，不保證全美國醫生都這樣。

我在美國的乳癌社團看到的，全切手術大部分是不住院，當天出院，有住院的也只有一晚。我自己二月局切、五月雙邊全切，都沒有住院。這證明了實際的醫療需求是不必要的。否則這麼多病人都有問題的話，醫院醫生會被告死。

開刀前一個晚上禁食，說實在，這在家裡就可以做了。我兩次都是被要求前一天半夜十二點就不可以吃東西，這對我來說非常容易。早上起來喝一杯透明的飲料，水、蘋果汁、咖啡、茶等都可以，這也不是難以在家做到的事。

開刀前兩個小時報到，做一堆檢查，打點滴，打一堆藥，還有打抗生素。說到抗生素，媽媽問我，開刀前醫生有沒有要妳吃一個星期的抗生素？我說沒有，她說她的腳指頭長個小瘤要開刀，醫生叫她吃抗生素七天。後來是我當骨科醫生的舅舅叫我媽媽不要服用，說不必要，她才安心省去。

手術期間三個小時，之後推到恢復室一個小時，醫生會評估。我事後在醫院的App上看到醫生記錄下所有打進我身體的藥物，恢復室評估的所有細節，還有評分，要超過幾分才能讓我出院。當然，如果有人在這個階段出問題，發炎、發燒、出血等等，醫生當然不會逼你出院，但是如果一切正常穩定，就可以出院了。

有人問我，那之後換藥怎麼辦？護理師不是會每天來換紗布，換藥？我們沒有換藥這個項目。我兩次手術都一樣，傷口貼著膠帶，外面包著紗布。回家之後，四十八小時就可以把紗布打開丟棄，可以洗澡。傷口的膠帶不要動它！很重要，醫生囑咐不要打開，不要換藥，一直到膠帶自動脫落就好。

上次局切我雖然抱持著懷疑的態度，但是我還是乖乖照著做，兩天後打開紗布，洗澡，傷口的膠帶一直貼著。果然沒有問題，這個膠帶很可以信任，傷口恢復得很平直，醫生縫得很好。

所以這次我完全信任醫囑，四十八小時後打開紗布，現在，傷口也是貼著膠布，我洗澡，但是不去碰它們。

回家後就是吃、睡、休息、走走路，除了打開紗布，沒有任何醫療行為，這樣的過程的確不需要住院。我個人比較喜歡在家，比較輕鬆。（全切需要倒引流球的血水，這個看個人體質，有人七天，有人兩星期，有人六個星期才能拿掉引流管，全世界不管哪個醫院都不可能讓病患住到那時候。）

記得局切手術後大約七、八天，我懷疑胸部紅腫發炎，傳了簡訊給醫生，她馬上回覆要我回診，後來證明虛驚一場，但是我很安心，知道隨時有問題，醫生很快就會回應處理。

所以，就醫療的需要程度來說，乳癌全切不住院的確是可行的。有人覺得不安心，想要多住幾天，而當地的醫院資源又多又便宜，可以配合，那也很好。心理的需要也是應該受重視的。

我在這裡受到很棒的醫療團隊照護，絕對沒有草率不負責的情況。請大家安心。

二〇二一年六月四日

術後兩個星期，今天跟外科醫生電話會診。她告訴我，病理報告出來了。我兩邊的乳房都沒有殘餘的癌細胞，評估是不用放療。一般來說，全切就不用放療，但是我的腫瘤位置很深，外科醫生必須把胸膜也切掉一部分才能切掉腫瘤，她擔心有殘留，所以手術前預告，如果有殘留，即使全切還是要放療。現在確定腫瘤完全切除，不需要放療，這讓我很開心，大大鬆一口氣，能少一道醫療手續就少一分對身體的傷害。現在朝著復原的路慢慢走去。

每天早晚固定花點時間在家附近慢慢的走，已經走到每家的花草都看過兩遍以上；昨天我們開車到遠一點的地方走，換換風景。

我還是很容易累，走路回家一定會累，在後院摘個黃金果會累，那天在家試穿衣服，穿脫三件也累到躺床。有一次朋友網路訂購食物寄來給我，問我星期五如何？會不會忙？

我說：我看一下，我兩個躺床行程之間可以開門拿食物沒問題！

這次全切整體的疼痛感比上次局切好很多，止痛藥都控制在安全限制之內，一天服用兩次。胸前的皮膚非常敏感不舒服，衣物在上面摩擦很難受，我常常不自覺揣著衣服前方，讓它不要碰到胸部，但這不是長遠之計。在忙碌的躺床行程的空檔，我會用手輕輕按摩胸前皮膚，盡量讓它習慣東西觸碰的感受，希望這樣的感覺快過去。

睡眠情況好很多，我處理的方式是，連續三、四個晚上睡前服用 Benadryl，幫助入睡，白天疲倦的話去躺躺休息，但是不要入睡，體力好的時候就慢慢的走一走動一動，晚上就會正常累，比較好睡。

17 不堅強想哭的時候

二〇二一年六月五日

以下是回應一位網友，我們討論到平胸適不適合穿深V衣服的問題。

關於深V，或緊身顯現平胸的穿著，到底什麼適合、什麼看起來怪怪的，我覺得這要看個人美感的標準在哪。普世認知，女人要有胸部，穿起衣服前面要有兩顆鼓鼓的，越鼓越有美感，相對之下，平胸沒有美感。

這其實是人定下的標準，是先入為主的認知。如果我們認定平胸也是美呢？青春期前的小女孩，你會說她們沒有乳房所以不美嗎？她們穿衣服會很奇怪嗎？如果把對女人美的定義放寬，我真心覺得，有胸部非常美，但是平胸也可以很美。就像化妝很美，不化妝也美，白皮膚美，晒黑的皮膚也美。長頭髮美，短頭髮美，中長頭髮也美。

甚至，單邊切除，走路出門，一邊鼓起來，一邊是平的，也可以很美。英文平胸社團有位太太，最近一直貼出她的外出裝扮，一邊胸部明顯凸出，一邊明顯是平的。她精心打扮，穿著講究，我非常喜歡看她的照片，她的微笑好美啊！她說她也是花了三年的時間才接受自己的樣子，才願意這樣出門。我覺得她好勇敢啊！

我並沒有鼓勵大家一定要怎麼做，不是要平胸出門才代表愛自己。我有平胸的打扮，也有塞東西的準備，我只是要說，我們要更溫柔、寬鬆的對待自己。

另外，平胸不一定要帥氣打扮，平胸絕對可以嬌柔嫵媚，也可以性感。一個女人的特質，不是用乳房來代言。我們除了有頭有臉有其他全身的器官外，我們還有自信，還有勇氣。

關於解放乳頭部分。我一直覺得很瞎。男生在海灘可以大辣辣露出乳頭，有的胖男人乳房比我們的大，還有毛，又垂又鬆又醜，可是沒人認為不雅，我們女生的乳頭不小心露出來，就叫不雅照，似乎引起男人反應是我們的錯。

在英文平胸社團，有位女士分享，她的外科醫生跟她說，手術之後，她就可以在海灘上空，享受年輕小孩看到疤痕驚嚇的樣子會很有趣。哈哈，的確，我看到有些人分享在海邊的上空照片。想想，如果之前因為是女性的乳頭所以要遮遮掩掩，那現在全切，沒乳房沒乳頭，還需要遮掩什麼？

二〇二一年六月十八日

昨天回診，整形外科醫生幫我拿下膠帶，她說我傷口復原得很好，不過還有些腫腫的，所以看起來皺皺的，這些靠時間就會平整。另外她建議在兩個星期之後可以貼培瑞克（ScarAway）矽膠貼片，護理傷口美觀疤痕，我也上網買了。

我一直說我「平胸」，其實是騙人的。我的整個胸部凹凸不平，可以看到肋骨的存在。兩條長長的傷口爬在肋骨上，也跟著上下凹凸，傷口本身又皺皺褶褶，剛看到真的很灰心，覺得好醜啊！

經過一個晚上的沉澱，今天再看傷口，還在那。看它們的感覺又不同了。身為藝術家，本來對美的接收就有不一樣的角度，今天細看，覺得它們不是平整的美，是有變化、有線條的美，我也接受這樣的美。

其實最困擾我的，還不是疤痕有多好看這件事。

之前的一篇日記提過，我一直覺得很容易疲倦。我喝雞湯、魚湯、肉湯，雞精好幾盒；我走路運動，當然也排滿躺床的行程。但是總體來說，做一點事就疲憊不堪，不做事也是疲憊不堪，完全沒有生活品質。這次兩邊全切手術，一定是要一段時間才能恢復體力，我就是忍耐著。

約四天前，我猛然想到，我最近在吃泰莫西芬，會不會是這個抗賀爾蒙藥的副作用？泰莫西芬的副作用惡名昭彰，但是我好像不記得這項。Robert 也說小泰應該不會讓我疲倦，我讓 Robert 上網幫我查，他看著螢幕，臉色越來越沉重，果然，這也是小泰眾多副作用之一。

「有人吃了兩年，疲倦的問題纏身，無法正常生活；有人是過了一段時間恢復體力；也有人受不了，因此停止服藥。」Robert 告訴我網路找到的資料。

如果是因為手術後的疲憊，我可以接受，因為身體有一天會復原的。但是如果是小泰引起的，那……我真的要未來十年都這樣昏沉無力，什麼事也做不了嗎？如果是，我絕對會選擇放棄泰莫西芬。我不想當一個空殼人，換來乳癌不復發。不對，服用泰莫西芬，只是讓乳癌復發率從百分之十五降到百分之五，不是保證零復發！

昨天見到醫生時，醫生問我感覺如何，我告訴她萬分疲倦這件事。我問：「我要如何知道，疲倦是手術的關係，還是泰莫西芬的影響？」

她直接說：「手術到現在將近一個月了，妳會覺得這麼疲倦，應該是泰莫西芬。再觀察好了，或許妳的身體過一陣子會習慣這個藥，就不會那麼不舒服了。」

我得好好想想，我不要未來最好的十年躺在床上，頭腦不清。但是要怎麼做，我還不知道。我要再繼續觀察，要跟腫瘤科醫生討論用藥的事。

二〇二一年六月二十四日

有個多年好朋友A來問我，她的同事罹癌，她想安慰同事，可是不知道要說什麼，問我有什麼建議。

朋友A會這樣想，真的讓我很感動。我罹患乳癌，她就一直支持我，鼓勵我，是個很溫暖的人。這次A面對同事的病情，不是用自己的角度去關心，而是真心想知道，怎樣的安慰才能讓人舒服，這份貼心，真的少人有。

通常知道家人、朋友生病，我們都會關心，覺得自己應該要做些什麼，說些什麼，可是又怕說了什麼讓人家不開心。

我懂這樣的顧慮，的確每個人對他人的安慰都有不同的感受。

比如說，有病友不喜歡聽到「加油」，覺得那樣沒有實質的幫助。可是我個人就很喜歡這樣的打氣，我感受到的是真心。我反而很怕對方一廂情願，過度推銷自認為我需要的幫助。

我喜歡有人跟我討論病情，讓我覺得對方是在意的，我也希望多些人了解。可是有的病友表示她不喜歡對方跟她討論病情，她只想跟醫生討論。

有人不喜歡別人說：「你一定可以做到！」「你一定會堅強！」「你沒問題！」她覺得有壓力，萬一沒做到呢？總有不堅強想哭的時候，會覺得自己讓人失望了。

諸如此類我覺得很感動、很窩心的事，對其他病友可能覺得壓力大，覺得對方沒有同理心。

我給A的建議是，妳無法知道別人的糾結點在哪，哪些話人家愛聽，哪些會傷到對方的心，只要本著真心去安慰，對方就會感受到的。剩下的，就是個人要去消化的問題。

另外我的建議是，我會給對方一個擁抱，告訴她，有什麼需要，我會在這，雖然我不是專業醫生，但是我願意傾聽。

如果知道對方有什麼事妳可以實質幫忙，也可以提供，像是「我可以週末幫妳看小孩」、「我去 Costco 的時候可以幫妳買日常用品」等等。妳可以提供，但是不需要強迫，讓人難以承受。

有幾件事，我還是提一下：

一、不要給癌友醫療上的建議(除非你是癌症專家)

我們很不喜歡聽到類似「妳為什麼要開刀?我朋友的阿姨的教會姊妹乳癌都不用開刀,妳的醫生判斷錯誤喔!」「妳為什麼沒化療?我同事的妹妹的兒子的老師有化療耶!妳再去找另一位醫生診斷。」之類的說詞。因為我們已經找了醫生治療,得到專業的建議,我很難開口對醫生說我不要開刀,因為朋友的朋友的阿姨的教會姊妹乳癌都不用開刀!似是而非的醫療建議,只會給當事者更多的焦慮,甚至還要反過來努力解釋為什麼,這很累人的。

二、不要給負面的評語

以下我沒親耳聽到,但是間接從其他病友那聽到:「妳怎麼變那麼胖?人家得癌症不都是變瘦嗎?」「妳上輩子一定做了什麼錯!」「會得癌症的人都是人品不好!」「妳不要這麼懶,動不動拿癌症當藉口。」「癌症的人身上很毒,帶有屍氣!不要靠近。」這些話在講出口前是不是可以思考一下?不只對乳癌病人,負面沒營養的話真的對誰都不要說。

三、可以給癌症朋友建議,但不要詢問對方有沒有做到,這會給對方很大的壓力。

罹癌後,我得到很多分享:看中醫,吃維他命,不要吃維他命,要多運動,要多躺躺，要吃素，要多吃紅肉，不要吃肉，不要吃海鮮，多喝魚湯，帶妳去非洲找一個巫師……有些我做得到，有些我做不到，很感謝每一位朋友，沒人逼我，也沒人三天兩頭來質問我有沒有做到。有病友跟我說，同事一直叫她去練氣功，可是她沒有時間做，結果同事每天來催，還會罵她不懂愛惜自己，讓她壓力很大。說真的，我們只是得癌症，並沒有忽然變成你的未成年小孩。

四、不要讓癌症病友覺得得癌症是她的錯

「妳就是愛喝咖啡所以得癌症。」「妳就是太少運動了！」「妳這麼愛化妝染頭髮，難怪會得癌症！」我很心疼聽到癌友自責的問：「我哪裡做錯？」「為什麼是我？」很多時候，醫生也說不出為什麼罹癌，我們外人實在沒必要把責任推到病友身上。會說這樣的話其實只是一種優越感，認為自己做得比別人好（因為我不喝咖啡，我愛運動，我不染頭髮……所以沒有得癌症），但是這對病友並沒有幫助。我可以接受個人有優越感，但是讓病友覺得自己做錯了，只是更讓人氣餒，對病友的心情沒有真的同理心。

二〇二一年六月二十九日

乳癌開刀後，有手不能舉、僵硬、沾黏的問題，所以外科醫生幫我安排了復健。今天去見復健師，她讓我做一些動作，看看我的手臂可以伸展到什麼程度，然後教我一些運動，讓我回家可以自己做。

我曾經在乳癌社團詢問術後的復健要做多久？得到的答案是一輩子。經過這麼大的手術，動到的除了癌細胞，還有乳房組織、淋巴、血管、皮膚等等，這些非自然的移除，讓身體裡外有很大的改變，想要讓手臂恢復正常的伸展運作，需要很多復健運動。而且不能停止，一直做下去，才能持續保持恢復的成果。

小時候，吃飯會讓你長大，運動會讓你長高，讀書會讓你更聰明。然後，不知不覺，來到人生的另一個階段。

擦保養品不會讓你回復到二十歲的樣子，是為了延緩皺紋產生；運動不會讓你有二十歲的體力，是為了延緩身體老化；吃銀杏不是讓你更有智慧，是為了延緩某些記憶消退。

復健不會讓我恢復手術前的模樣，但是如果我想維持一定的身體機能，我想要有一般人理所當然的舉手、穿衣、綁頭髮等動作，我必須要持續做下去。

現代人比以前的人活得久，醫學也更進步，想要延續更好更高品質的生命，都可以找到輔助的方式。重點是：自己要持之以恆，接受身體的狀況，正面對待。不能保證一分的努力就會得到十分的成果，但是放棄了一分，可能就會退後九十分。

18 再度穿上泳衣

二〇二一年七月四日

醫生說可以開始貼矽膠貼片了。這跟之前的美容膠帶不同，是傷口密合後幫助傷口美化的貼片。這貼片不便宜，但是可以每天清洗，重複使用，所以還可以接受。

我乖乖的貼著，因為醫生說可以改善。但是我也想著，自己都不在乎胸前沒有兩塊肉，還大辣辣的平胸穿著出門，去在意藏在衣服裡面，沒人看到的疤痕是零點四公釐厚還是零點一公釐厚，好像也太耗費力氣了。而且我看著凹凹凸凸的疤痕，還覺得挺有藝術美的。

我跟 Robert 說，不然我一邊貼一邊不貼，三個月就知道是不是真的有效。他翻白眼：「妳不要這麼有實驗精神好嗎？」反正我現在先貼著，哪天懶了，或是覺得沒效，或是皮膚過敏了，那不貼也無所謂。

二〇二一年八月七日

有急事到猶他州，今天早上，臨時起意，到飯店的游泳池游泳。胸部、手臂的肌肉還沒百分百展開，但是簡單的游一小段是可以的。這樣我就很滿足很開心了。話說，我本來就是只敢在腳可以踩到底的地方游水的人。

雖然是島國長大的人，卻從來不會游泳。中學的記憶就是考試念書，一切等上了北一女再說。彷彿上了北一女，讀書以外的東西就自動補位學會了。

上了北一女，學校有游泳課，那是大家的噩夢。一班六十位學生，大約只有兩、三位會游泳。其他五十幾位只求不要當掉。

一直到認識 Robert 後，事情有點不一樣。他從小就開始潛水，也希望我可以跟他去潛水。我願意跟他去雪地露營，去沙漠健行，去黃石公園爬山，卻怎樣也不肯去潛水，因為我怕水，我在泳池只敢站在腳踩得到底的地方。

他知道我的恐懼，很有耐心的引導我，先帶我去報名社區的游泳課，讓我學會簡單的游泳。他知道我跟一群年輕人學潛水有壓力，所以找到佛州價錢合理的私人教練，開車從加州到佛羅里達州讓我可以一對一學潛水。終於，我如願的拿到潛水證照，還下海

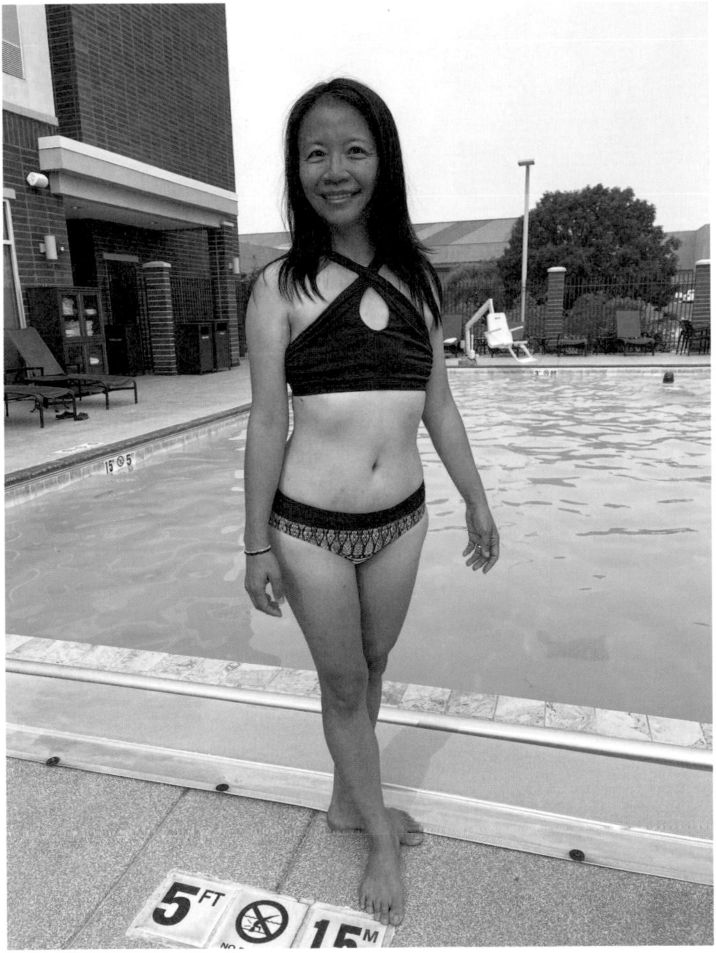

在飯店的游泳池畔。

跟著捕龍蝦。這對我來說是一大挑戰，是難以置信的成就，讓我忍不住運用在寫作裡，新書《長生石的守護者》雖然是一本虛構的奇幻小說，但是其中的潛水描述都是我的親身經驗。

因為罹患乳癌，兩度開刀，游泳成了不容易做到的活動。不要說傷口不能碰水，不能動到扯到，連洗澡都很困難了，怎麼可能去游泳。傷口復原之後，肌肉不能擴張，手臂不能伸展，很多動作都要小心進行。所以，這次小小嘗試，在飯店泳池可以游一小段，意義重大，代表我開刀復原情況很好，手臂可以划動，傷口癒合正常，肌肉沒有沾黏，這是一個大的肯定。

另一件事，照片上穿的是我開刀前就有的泳衣。在面對要不要重建時，「平胸怎麼穿泳衣」也是當時我焦慮的點。

女生穿泳衣，除了游泳也是一種時尚，簡單的幾塊伸縮布料要價可能比大衣還貴，而且還衣不蔽體。

我雖不是池畔美女型，但是每年夏天還是會準備幾件泳衣。乳癌開刀，沒有乳房怎麼穿泳衣？義乳可以下水嗎？水餃下海會不會跑掉？游泳的動作會不會讓泳衣跑位？

在英文平胸社團中，很多人建議，就平胸穿泳衣，不要加任何襯墊。「想像還沒發育的小女生穿泳衣那樣。」

一語驚醒焦慮人，每個女生在長出鼓鼓的乳房前，都有過平胸穿泳裝的經驗，沒有人覺得怪異難看不是嗎？為什麼現在穿泳衣，前面不爆肉就難以接受？

想通這點，我就不再糾結了。我要找的泳衣，除了不能有支撐功能的罩杯外，其他的，只要合穿，喜歡那個樣式就可以穿。

我之前看很多人說，因為沒有突出的乳房支撐著，上截泳衣會往上提拉，所以建議買一件式的泳衣。我對一件式泳衣也不排斥，只是覺得，如果舊的泳衣還可以穿，就先不急著買。

我拿掉舊泳衣的襯墊，「既然沒有，就不要假裝有」是我喜歡的方式。我套上上半截，布料沒有被撐起，服貼的覆蓋在胸部位置，除了擋住疤痕外，我實在不知道還需要遮掩什麼，但是一般大眾對女性穿泳衣有某種程度的要求（不像男生，上半身肥胖鬆弛的腹部、胸部、乳頭露出來都無所謂），所以還是乖乖整套穿上。

事實證明，這套泳衣還可以穿，完全沒有不適感，這給我很大的信心，未來不用局限在某種樣式了。當然，那種強調乳房突出的泳衣我就不能穿，只是，那種泳衣我沒開刀也不會穿啊。

至於有沒有人看我，我最近發現一件殘酷的事實，那就是別人沒有我想像中的那樣關注我！通常我們會把自己當作世界的中心，以為時時刻刻有人看著你，細數你身上的每一樣東西，其實沒有，開刀之後的兩個多月，我走在路上，餐廳吃飯，泳池戲水，其他人也做一樣的事，大家想著自己的人生，盤算著生活的計畫，真的沒人關注我的胸部怎麼是平的。

不用穿胸罩，這份自由讓我非常非常的滿意。做一些跑步、跳躍的動作時，沒有兩團肉晃動，好輕鬆啊！而且真心覺得，乳房非常美麗，沒有乳房，平胸也非常美麗而且自由。

二〇二二年九月十日

今天接受《50+》數位平台雜誌的訪問，特地請我談談得乳癌的經過與心情。第一次訪問與我的寫作無關，而是跟我的生命有關。其中有一個問題：「妳選擇不重建，面對他人的眼光，請問妳如何調適？」

我覺得這問題很有意思，這問題的先決條件架設在：「我認為很多人的眼光在我的

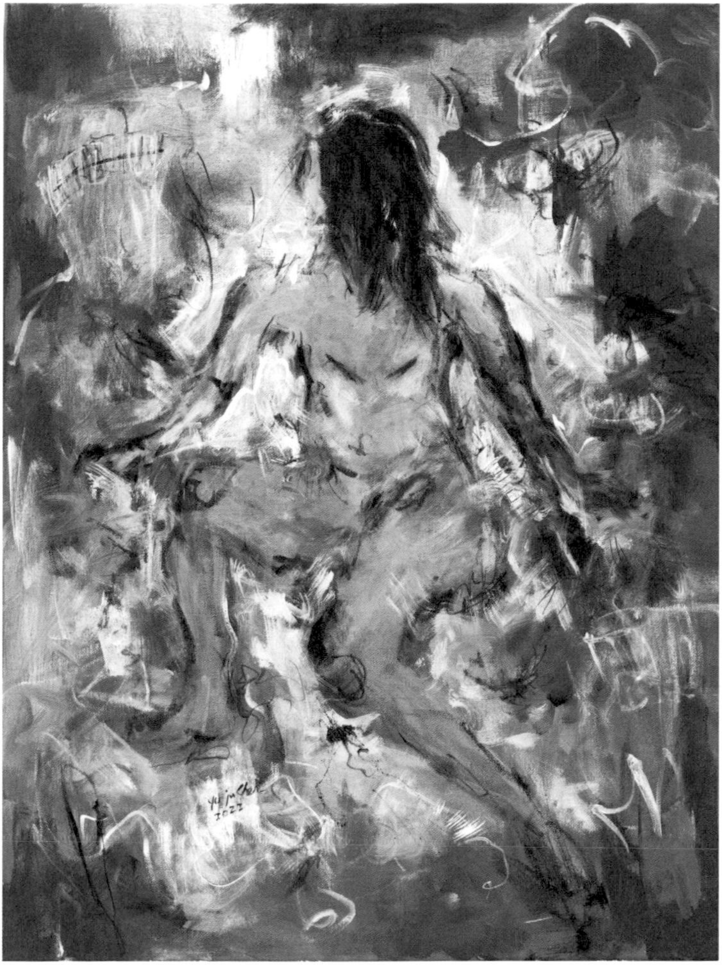

油畫，〈胸口上的V〉。

胸部」。

手術完，第一次離開房子，到商店買東西，在櫃檯結帳時，收銀小姐抬頭看了我一次，眼光移開，又看回來。

我想著，啊，有人注意到我的胸部了，要來問我胸部為什麼是平的！沒關係，我做好心理準備，腦海中有很多備案，看是要幽默回答，還是醫療形式的回答，都有答案。

小姐一邊結帳一邊看了我三次，終於開口：「我想問妳……」（來了來了，真的要問了！）

「妳的口罩是自己畫的嗎？好漂亮啊！」她盯著我看。

等等，不是問我胸部嗎？這樣我準備好的稿子不對題耶！

「喔……是啊，自己畫的……」

「我太太是藝術家喔！」Robert 在旁補一句。

小姐眼睛發光，「我自己也畫畫耶，我最近在學……」

她講了一堆她的學畫經驗，她想當藝術家的夢想，她對自己未來的規畫。

當你「在意他人的目光」時，假設的是大家目光集中在你身上，你走在路上是受關注的焦點，你身上的每一寸都是別人評論的話題。可惜不是這樣的。每個人的重心其實都在自己身上，想著等下晚餐煮什麼，想著明天的會議怎麼準備，想著學校下星期的考試，想著今天、明天……陌生人停留在你身上的些微眼光，那些讓自己膨脹擔心的眼光，其實只是他們紛雜腦袋無法聚焦的現象。

意識到這點後，一切海闊天空。不會有人這麼閒，細細看著我，數著我身上少了什麼。放開自己的在意，就沒什麼好擔心的了。到頭來，最在意自己的，其實還是自己。

二〇二一年十月十二日

這幾天在看 YouTube 影片介紹一家高級飯店，背山面海，入住一天，美金三千。

我（兩眼發光）：如果哪天醫生說我只剩半年可活，我要用剩下的儲蓄去住它一個星期！

Robert（翻白眼）：這種事不會發生啦！

我：你不要這麼悲觀，對未來要有期待。（咦！）

我們常聽到這種假設性問題：「如果你中了五千萬，你會怎麼做？」「如果有人給你錢開餐廳，你會賣什麼食物？」「你這一生只能鹹食或甜食二選一，你選哪一種？」這些問題發生率低，不過很多人喜歡拿來假設，用來評估他人的價值觀。

「如果醫生判定你只剩下六個月可以活，你會做什麼？」這個問題也常有人討論。大部分人的回答是旅遊，多看看這個世界，多陪陪家人，跟相愛的人多相處……我想，我的答案也是如此，還會加上多寫點故事，多畫一些畫作。生命快到盡頭，那就多把握時間做想做的事。

不過，轉個方向想，為什麼要等到那個時候才做想做的事呢？當身體嚴重生病，錢其實都花在醫療上，時間都花在醫院裡，體力都在床上耗盡，你想看家人，可是醫生要看你。我癌症治療走過這一遭，這些事都經歷過。所以，現在我能力可行，想去哪走走，想買什麼東西，我都盡量去完成。雖然不會在三千美元一晚的飯店住一個星期，但是，把握當下的心是我的新學習。

V

曾經的記憶，
誰也拿不走

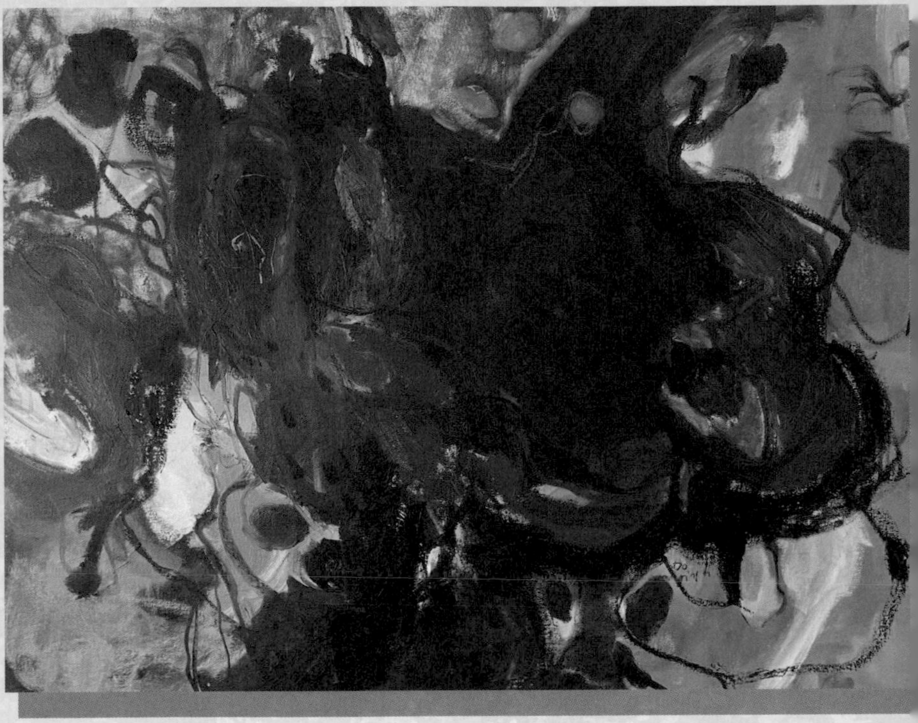

油畫，〈生命的力量〉

19 悲傷爬上胸口

二〇二一年十一月四日

四月開始吃泰莫西芬，剛開始身體反應副作用，頭暈頭疼，疲倦萬分，極端口渴，掉頭髮，我也同時開始吃中藥。一段時間後，不知道是中藥的幫助，還是身體對藥物的適應，上面的症狀有減緩的趨勢，同時月經停止。

三個月後，月經忽然來襲，症狀也回來了，頭暈頭疼，頭緊頭麻，疲倦虛弱，新的症狀是晚上睡覺會發熱流汗，一夜醒來數次。

我跟腫瘤科醫生反應，他要我去驗血，看我是不是缺鐵缺維他命缺這缺那，還是八字缺了哪一撇。抽了八管血後，除了膽固醇略高，其他都正常得漂亮。讓我更堅定就是泰莫西芬的錯！

膽固醇略高的問題，醫生要我多運動，但是在老是疲倦的體力下，我已經每天固定走路超過三公里，外加仰臥起坐、伸展運動、輕舉重；而且三餐中大約一餐吃肉，其他多是自家種的蔬果。反正沒嚴重到醫生要我吃藥控制，只能繼續關注，先不煩惱了。

頭暈頭疼也不是沒有好處，做人要樂觀。今天去餐廳慶祝公公的生日，看著菜單上瑪格麗特調酒挺誘人的，本來想點來慶祝，忽然覺得不對啊，我已經在頭暈了，喝了酒精飲料會讓自己更不舒服。只好對自己說，就點檸檬汁好了，反正已經微醺（頭暈）了，這杯檸檬汁的效果跟瑪格麗特一樣，價錢只有人家的三分之一呢。

二〇二一年十一月十日

晚上，打開瑜伽墊，固定做一些伸展筋骨的姿勢。我拗拗手，拉拉腳後，整個平趴在地上。

沒有凸出的兩團肉阻隔，趴在地上變得容易。忽然一陣情緒上來，覺得傷心，我真的沒有乳房了。

手術之後，我選擇不重建，出門不穿胸罩，我接受了自己的樣子，也真的很享受不用穿胸罩的自由。但是，偶爾還是會想起自己沒乳房這件事。這是一種詭異的感覺，每個女人都有的東西，而我沒有了。

那是一種沒來由的恐慌，一種空空的感覺，生理上、心理上都是。悲傷爬上胸口，卻彌補不了失去的東西。更多的時候，是心疼自己。

不過，我通常不讓這樣的情緒瀰漫太久，甩甩頭，把負面的想法壓下去。

今天，趴在瑜伽墊上，我決定不壓下去了，嗚嗚的哭了起來，把所有的心疼、不捨、難過的情緒都釋放出來。我縱容自己一次。

Robert 沒說什麼，他過來抱抱我，摸摸我的頭。之後，我跟女兒視訊，大方的分享自己負面的情緒，忙碌的大學生暫時放下課業，積極的跟我視訊聊天，秀秀我。

很多人聽到朋友或親人生病了，都會積極的想方設法幫助人，給建議，但是更多的時候，我們只想要有個真心的陪伴，不必多說的擁抱，這些才是撐著我們一關關走下去的力量。

二〇二一年十一月二十二日

今天收到出版社寄來的新書《我的一簾柿餅》。會開始寫飲食散文，因為二〇二〇疫情年，我們在家的時間長，Robert 把院子的草全部移除，用來種果樹、蔬菜，為了要消耗這些農作物，我們想盡辦法煮成不同食物。而我不能回台灣，又想念台灣的食物，於是開始自己做一些心心念念的點心，像是蛋黃酥、鳳梨酥等，然後把這些經驗融入對台灣，對親人的感情，寫了這一本書。

二〇二〇年疫情在全世界蔓延，現在來到二〇二一年底，除了病毒的威脅外，對於人性的觀察也是讓人感慨萬千。

有人恐慌害怕，有人整天抱怨；有人拒絕相信科學，有人散播謠言；有人只想領政府的補助過日子；有人到處說他失去工作多可憐，捐錢連結爆滿臉書；有人囤積貨物再高價轉賣，發疫情財。

我也看到有人捐出物資，有人平常心與病毒相處；有人工作不懈，繼續撐下去；有人失去工作，卻努力開發新的機會；年輕人組成義工隊，免費幫不方便出門的老人家冒險去超市買食物……

有人說，COVID-19像是面照妖鏡，真的是太貼切的形容。這面鏡把人世間最實在的好或壞都映照出來。

病毒之下，人人平等，但是要怎麼應對，全在一個心念。這一年做了什麼，想成為什麼樣的人，心裡的決定不同，讓每個人呈現的面貌都不一樣。

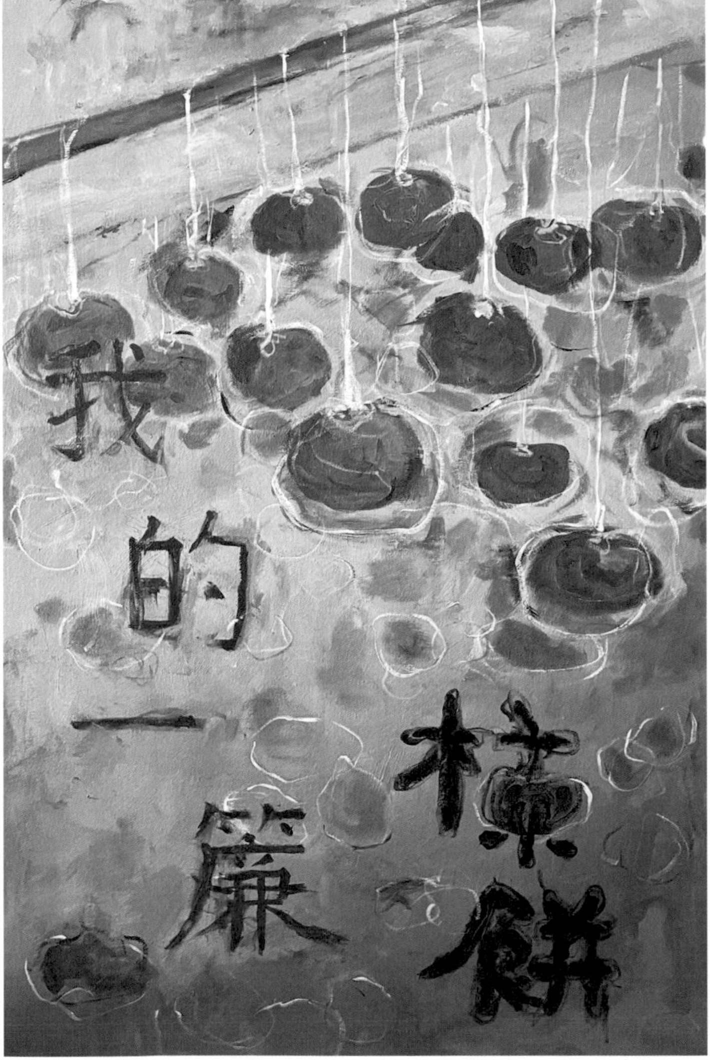

〈我的一簾柿餅〉。

疫情之初，美國買不到口罩，因為被有心人士搜刮一空，衛生紙、面紙也被恐慌一族瘋狂搶購。有一次，我看到朋友分享他鄰居的照片：這位老先生在院子草皮上擺個桌子，上面放了幾卷衛生紙、罐頭、乾糧、水果，立個牌子，讓有需要的人經過自取。

這給了我一個很棒的靈感，我沒有多餘的物資可以給人，但是我可以做口罩送人。我上 YouTube 研究好久，學到縫製口罩的方式。然後上網買了一台縫衣機，現學現做，每天做十個口罩，放在門口讓鄰居免費拿取。一直到市面上可以買到拋棄式口罩後我才停止。

在當時買不到口罩的艱難日子，我

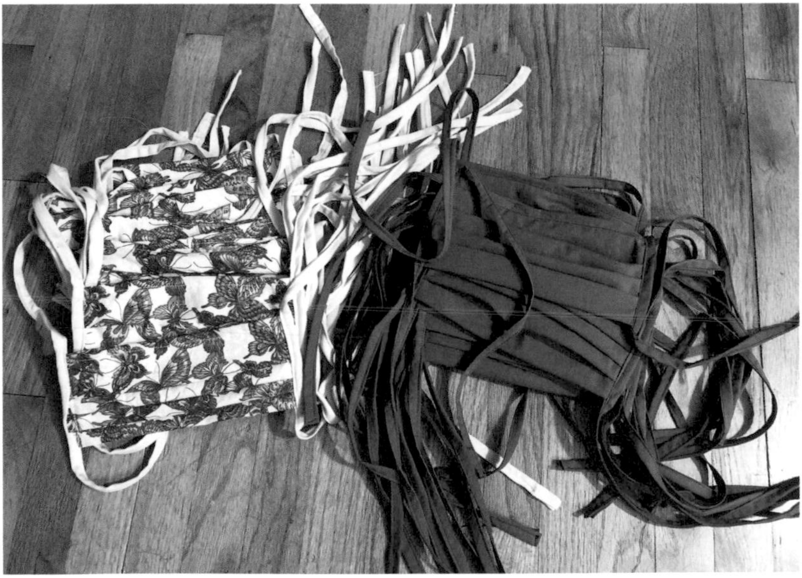

自己縫製的布口罩，這些捐給醫護人員。

的布口罩每天都被拿光。有人拿了後會對著房子大聲的喊著「謝謝」。有人來敲門，說要給我五美元答謝。Robert 告訴她，我們不缺這錢，不如她拿著五塊錢給更需要的人，這個女生非常開心，興奮的說，這是好主意，會的，會的！

有護理師知道我在做布口罩，她說醫院的員工缺口罩，請我做二十個。後來我收到一張卡片，護理師、醫生們寫了好多溫暖的句子。

即使到現在，在家附近走路，偶爾還會有人上前跟我說：「妳一年前做的口罩，我現在還在用！」

我曾經在臉書上寫我做口罩送人的事。Robert 臉皮薄，覺得我公開講行善，好像不太謙虛。我跟他說，我這樣做看起來品德不夠高尚，但是，我選擇這樣做，就不是只想到如何保持清高的品德。如果當初我沒在臉書看到朋友鄰居助人的訊息，我也不會想到我可以幫人。而且，有個英國朋友就是看了我的臉書，啟發了她，她來問我怎麼做布口罩，也去買了一台縫紉機，她做了上千個口罩捐給當地的安養機構，幫助了許多老人家。一個簡單的概念，在亂世中，可能很多人一時想不到，能有個好典範出現，可以有好的影響發生。

病毒會傳播，行善的事也是可以傳播出去的。

二〇二一年十二月二十五日

今天是聖誕節，孩子們不在身邊，我們不拘於形式，沒有一定要在哪天一起過哪個節，遇到節日很棒，不在特定節日一起相聚也是美滿。

明天大女兒和男朋友要來，我醃製準備烤鴨，Robert 用新買的冰淇淋鋼盆製作萊姆酒葡萄冰淇淋。因為容易累，不打算耗費好幾天的體力準備大餐，簡單幾樣就好。

下午接到小女兒的電話。小女兒在遙遠的另外一州接受她自己的挑戰，我們面臨不同的問題，但是同樣需要很多很多的力量往前走。她在電話中告訴我，她畫了一張我的身體，我的平胸，同時也傳照片給我看。

那是一張素描，她用原子筆在一張撕下來的橫條紙上畫的。線條直接又豐富，非常有個性。我看了馬上流下眼淚，在她的筆下，我表情慌亂憂鬱，卻又強韌堅定。裸著的上半身，兩道斜斜的傷口出現在胸前，原子筆的線條直接描繪傷口的存在，不容忽視的震撼。

畫中的我，身旁寫滿她給我的鼓勵。

I'm perfect how I am.
Flat chest is beautiful.
I am healthy.
Cancer breasts removed.
You don't need breasts to be a woman.
I am strong.

（做自己就是完美，
平胸也可以很美。
我是健康的。
乳癌再見！
你不必有胸才能做女人。
我也會很堅強。）

這真的是我收過最棒的聖誕禮物了！我打算用這張照片做一個馬克杯，每天喝薑茶時，可以看到女兒的陪伴和鼓勵，暖胃又暖心。

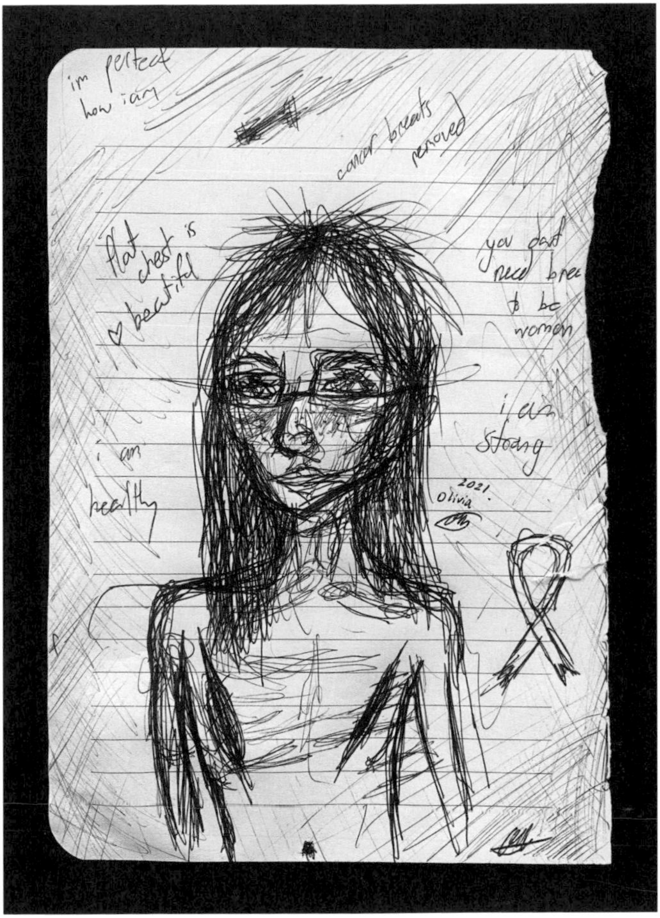
im perfect
how i am
cancer breasts
removed
flat
chest is
beautiful
i am
strong
i am
healthy
2021.
Olivia

小女兒 Olivia Mongiardo 畫的素描。

20 如果只剩下明天，會有什麼遺憾？

二〇二二年一月九日

罹患乳癌至今將近一年。經過被告知時的驚嚇，檢查治療的疼痛，思考每一個選擇的糾結，做每一項決定的痛心，一步一步，也一年過去了。

五月雙乳切除手術之後，因為沒有重建，所以身體以穩定的腳步復原，沒有額外的手術、痛楚或副作用。同時，我很享受不用穿胸罩的自由。

持續服用抗賀爾蒙藥泰莫西芬。但它的副作用很強。有人說，啊妳頭痛，那就多休息吧！我苦笑，我怎麼可能未來十年什麼事都不做，就是休息等頭痛過去？

很多事要做，很多地方想去，這些副作用只能咬著牙讓它們跟著，隨身帶著。

我不在臉書上苦苦哀嘆這裡痛那裡痛了，因為這些會跟著我一直走下去，我可是還想要有朋友。不只這樣，世界不停運轉，我還是繼續寫書，這段時間，我出版了《養心》、《我的一簾柿餅》，以及《長生石的守護者》。

寫作對我來說，不只是生財工具。沒錯，我可以用文字養活自己，不用倚靠任何人，這讓我很有成就感。但是我寫出的每一本書、每一則故事，代表了更多的意義。這些創作，是我內心跟世界的連結，是我想表達自己的方式。在抗癌的這一年，更是安撫我的療癒良藥。

不管是奇幻小說、旅遊見聞、飲食散文，還是乳癌日記，這些都是我。我可以天馬行空，用詩詞古畫青銅器創造奇幻世界；我可以駕車旅行，野外露營，踏雪泡溫泉；我可以院子自種蔬果，自家煮食，自給自足。在這同時，乳癌發現、治療、恢復的過程，也相行並進。癌細胞改變了我的身體，但是不能阻止我繼續選擇我要的生活。未來有一天，或許癌變會帶走我的生命，但是它帶不走我的創作，帶不走我在這個世界留下的痕跡。

二〇二二年一月十九日

如果我明天要死了，今天會有哪些遺憾？

上次在臉書貼了一篇「如果我只剩下六個月的生命，我想做什麼？」一位朋友的回應讓我印象深刻。他說他不會把每天當作最後一天用，不會把錢都花光光，但是會盡量每一天做到珍惜當下，如果面臨生命的終點，不要覺得遺憾。

不要覺得遺憾，聽起來好像容易，但是人通常欲望很多，我想要有棟房子，我想要有最新款的跑車，我想要去夏威夷度假，我想要寫十本書，我想要有高學歷，我想要變瘦，我想要……做不到的時候，就會有遺憾。

想要的X－能做到的Y＝遺憾的心Z。

不想要那個遺憾的Z值太大，有兩種作法：想要的X不要太多，或是努力完成Y。

如果我有一棟房子，但是我心心念念想要有兩棟，得不到時，就會有遺憾。所以，我的選項有：一、放棄兩棟房子的欲望，滿足於一棟房子的成就；二、努力工作賺錢，再買一棟。這兩個方法都會減少不滿足的遺憾。

罹癌後，我意識到，生命的終點可能比老花眼更早出現在面前。除了配合醫療擊退癌細胞外，心理上要有準備，不要覺得遺憾，是我盡量要做到的目標。把想要的欲望降低，把想要做的事做好。

比如說，我原來的目標可能想寫六個系列的奇幻小說，但是現在，我先把目標放在完成現有的系列，每完成一本書就是滿足。如果有多的時間可以寫更多本書時，那就算是賺到了。

每一季買新衣，穿漂亮的衣服，不再是重要的事，但是冬天露營需要保暖的外套，我會大方的買，不會凍得冷冰冰的捨不得。

我想吃高級日本料理，慶祝新書出版，那就開心去吃。不要省著捨不得，又遺憾沒吃到。

我想在家裡自己煮食，是因為我希望享受自己烹飪料理的成就感，不是不得已的省錢技術。

有時候看著老一輩的人，他們習慣省錢，但是省得不甘不願，省得又恨又怨。對於別人的享受，既羨慕又不屑。不，我一點也不想我剩下的歲月，墮入這樣的悲戚心怨。

我減少自己的願望值，同時提高自己的達成值，遺憾就能降低。

今天，我又解鎖另一個一直想嘗試的活動。

室內攀岩。

我有懼高症，但是不知道為什麼，我一直想去試試室內攀岩。我並不想真的到大自然的山岩上攀爬，室內那種人工設計，有安全護具綁著、吊著的攀岩方式，讓我覺得安心又有趣。

這種沒什麼大成就，沒什麼大不了的小願望，相信每個人都有。以後有機會要去哪裡、吃什麼、做什麼的清單，相信大家也是一長條，總覺得有無止境的「以後」可以來完成。

但是我罹癌之後，想法不一樣了，想做什麼事，評估現在可以做，不會有危險，不會傾家蕩產，不會危害他人，那為什麼不做？室內攀岩既然在清單上，趁我還健康能動，一定要試試。

我上網找了資料，價錢合理，不花時間，不需經驗，隨時可去。我們邀了大女兒和她男朋友跟我們一起去，四個人彼此作伴，膽子也比較大。

我們付了錢，租了鞋和安全護具，看一段安全教育影片，然後就可以自己去玩了。我們這種新手，有兩種攀岩可以做。一種是徒手攀爬，一種是有安全綁護的。兩種我們都嘗試，挑戰四肢協調能力，挑戰對高度的恐懼，挑戰自己的信心。

爬不高，抓不到，踩不著，掉下來……我們做得不完美，但是在笑笑鬧鬧中，化解了做不好的壓力，我們享受的是其中的樂趣。

如果明天就要死了，或許我會有其他的遺憾，但是我知道，我不會遺憾沒試過室內攀岩。

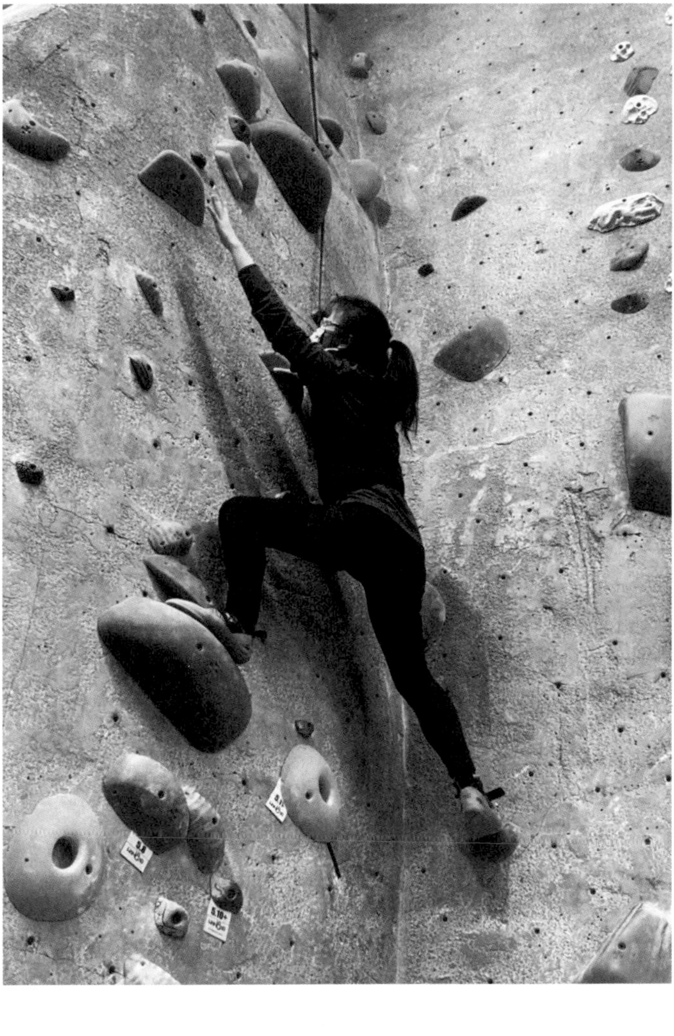

二〇二二年一月二十二日

今天收到出版社寄來剛出版的《長生石的守護者》，這是一本單本長篇的奇幻推理小說，有結局、非系列的故事，我跟 Robert 打算一起翻譯這本小說。因為我有個夢想，希望有一天，我的書可以在美國出版英文版本。

Robert 會一點中文，他也會查線上字典，給他電腦書檔，他用土法煉鋼的方式，慢慢查字典，不懂的就來問我。我本來想，我用粗簡英文念意思給他聽，他再用英文寫出完整的句子。不過他堅持要自己讀，自己了解，然後自己寫出來。

這樣速度會比我念給他聽的慢很多很多，而且可能出現一些複雜微妙的衝突。如果我花錢請人翻譯，別人做不好，翻譯得慢，我可以催促，可以向對方反應，甚至可以換人。如果我催 Robert，嫌他做不好，是不是會破壞兩人的感情？我可不想換老公啊！

他已經退休了，本來就不需要額外的工作量，而且他是個有多重興趣的人，攝影、賞鳥、爬山、露營、潛水、捕魚、研究地質、跳舞……這些嗜好單獨來看，每一種都要花時間才能做得像樣，翻譯這件事更是要花好多時間精力，他真的能持續下去，而不怨聲載道嗎？

夫妻一起在同一個項目上合作，是相加乘的愛意，還是互扯的魔咒？

他的一番心意讓我感動，但是我思前想後的糾結也是難以平息。

Robert說：「我一直希望有一天可以閱讀妳的書。每次跟妳去台灣演講，我都會跟學生說，你們好幸福可以看陳郁如老師的書，我正在學中文，希望有一天也可以。現在我終於要來完成我的夢想了，而且我還要把書翻譯出來，這是最大的幸福！妳給我機會，我做給妳看。如果真的做不下去再去找人。好不好？」

他說得真誠真意，我也不好再說什麼。就讓他去做吧！

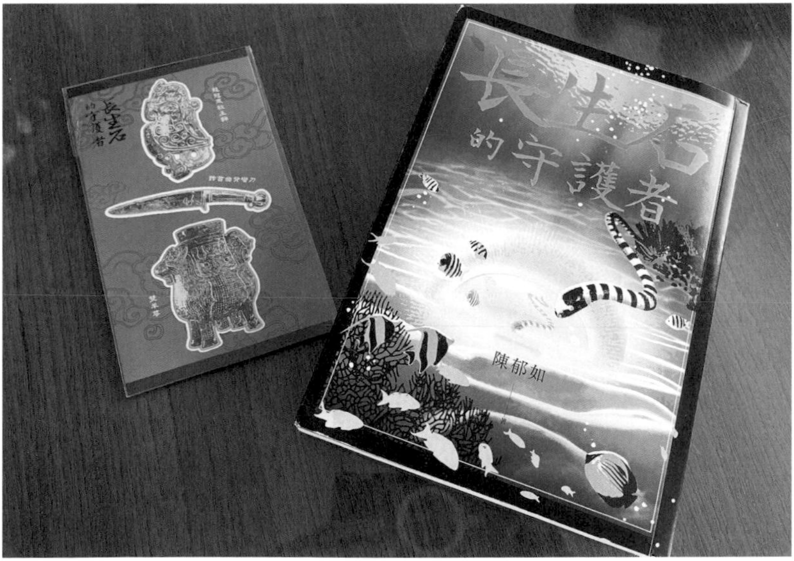

《長生石的守護者》和限量贈品貼紙。

不過我還是講出另一個想法，「癌症這件事很難預計的，我很希望在我死之前可以看到這本英文書出版。」

這樣講好像很卑鄙，絕對列入情感勒索的標準範例。可是這真的是我達到沒有遺憾的夢想之一。

「好！我懂。」Robert 答應每天會找一段時間來翻譯。我自己也默默要求自己，既然同意，那就要相信他，不要天天焦慮，時時碎念。這其實不容易，跟教養小孩一樣，偶爾推一下，但又不能推太大力，怕反作用力彈回到自己身上。

那天 Robert 跟朋友說話，語氣驕傲，「我現在在幫我太太翻譯她的小說……因為……然後……所以……對啊，花很多時間，而且她還以死相逼。」

喂喂喂，什麼以死相逼！男生講話都愛誇大！

翻白眼。

二〇二二年一月二十六日

繼室內攀岩後，另一個想解鎖的願望，是滑雪。

孩子還小時曾經帶她們去滑雪過，當時自己也跟著上了一堂課，但是前夫排斥戶外活動，討厭雪上活動，因為得不到支持，所以我也就沒繼續了。

雖然，控制欲強的人限制了另一方的行動自主權，這不可取；但是，另一個角度來看，我當時准許這樣的手段，害怕講出自己的想法，默許對方的行為，根本就是我養大他的控制欲。

跟Robert在一起，我們互相講好，有什麼想做的事，有什麼心理糾結，有什麼不滿的，我們要有願意傾聽的身段，要有可以溝通的態度。在前一段婚姻關係中，我自己也是做了很多讓婚姻不能繼續下去的事，現在，我至少要有能力去面對自己，不要讓錯誤的事重複發生。所以，我有什麼想達成的願望，有什麼想做的事，心裡有什麼想法，我都盡可能表達出來。更不要說現在罹癌了，誰知道我的身體什麼時候又會出現什麼狀況？能做的，想做的，可以負擔的，那就去達成吧！

當我跟Robert提到嘗試滑雪的建議時，他滿口答應。我們在一起五年，一起去加拿大越野滑雪過，我也有越野滑雪的用具，但是我們還沒有一起滑降滑雪（down hill ski）過。對他來說，這也是新鮮的事。

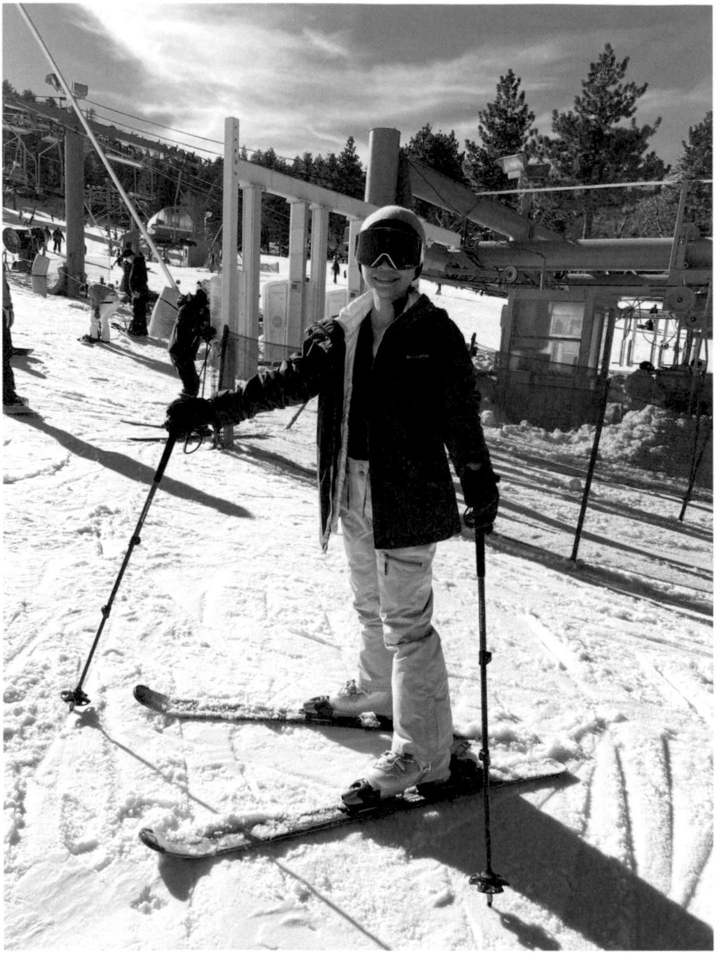

加州滑雪。

我們也沒走遠，就是洛杉磯市郊山上的滑雪場。這裡離我們很近，開車不到兩個小時。雖然雪況跟很多有名的滑雪場比起來很不佳，但是想去就去，當天來回，非常方便，是許多洛杉磯當地市民一個很好的滑雪選擇。

太久沒滑雪了，我花了一段時間才慢慢找到平衡，慢慢接受下滑速度的感覺。這跟騎腳踏車有點像，好久沒騎後可能要花點時間再熟悉，但是你不會真的完全忘記，不需要完全重新開始。

半天之後，我已經比較不緊張了，我不敢求快，只想要能夠自己控制速度，不讓自己跌倒，就算跌倒了也能自己爬起來。

想想，兩邊全切手術半年後可以滑雪，自己非常開心，如果我當時自體重建，現在還在恢復的階段，根本不可能嘗試滑雪的。我縮短了恢復期，等於也多做了很多事。

21 在一小段路上當個陪伴者

二〇二二年二月二日

現在是枇杷成熟的季節，走路散步，路邊到處可以看到黃橘色的果實在樹上。今天院子收成十顆枇杷，後院的枇杷結實累累，可是熟成的超過百分之七十被動物吃掉，真是心痛！更心痛的是，每顆果實動物只啃一半，然後就換下一顆，真是浪費的傢伙。

在台灣，並不會把枇杷歸類為很甜的水果；在美國，我們自己種的枇杷，結出來的果子非常甜，如果搶得過動物的話！有趣的是，美國市面上沒看過有人販賣枇杷，但是滿街都有人種，幾乎是路樹

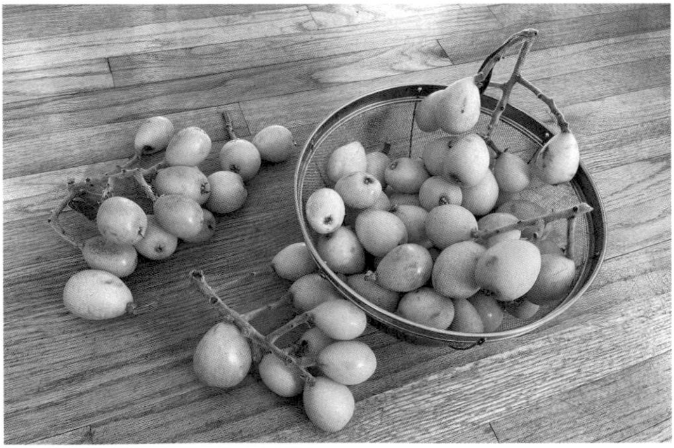

院子裡的枇杷。

等級了。一樣的水果，在兩個地方兩樣情。

能吃到自己家裡種的水果，真的安心許多，很多罹患乳癌的朋友說，她們決定改變生活習慣，少外食，多吃新鮮蔬果。我真的很幸運，家裡院子有自己種的水果，沒有農藥，沒有過度的包裝，簡單，安全，安心。

二〇二二年一月三日

書迷朋友L告訴我，她身體有狀況，腹腔需要開刀，她很害怕，很緊張。不過，之前一直追蹤臉書看我的乳癌日記，知道我的心路歷程，了解就醫開刀會面對的事，這些讓她更有信心，我的文字也給她力量。

一年前開始寫乳癌日記，同時放上臉書，剛開始收到很多私人訊息，大家關心我，給我很多鼓勵，也有人寄書、口罩，寄雞精、鳳梨酥，寄醫療保養品給我。之後，世界繼續運行，浮蕩的震驚、心疼一一過去，這樣的訊息慢慢平復，然後，我開始收到另外一類訊息。

大多來自本人，也有朋友的朋友，或是朋友的家人，她們都得到乳癌。

有人是自己摸到硬塊去醫院檢查，或是例行的乳房攝影發現癌症，因為看過我的臉書紀錄，所以來分享個人的心情。

有人是看了我的日記，感受到嚴重性，覺得自己也該去檢查，結果一檢查，居然有乳癌，震驚之外，她感謝我的文章救了她。

在許許多多人中，我看到了擔心害怕，我解答一些疑惑，幫忙打氣，她們一致告訴我，我的文章給了她們力量，讓她們知道未來可能會遇到的狀況，我的勇敢讓她們想要學習，我的態度讓她們可以安心。

我看著聽著這些留言，一來欣慰，自己的文章幫助了別人；但是，我同時也感到惶恐，這是當初寫日記沒有想到的事。我不是為著使命感而寫，我不是為著出書而寫，我不是為了什麼目的而寫；我單純就是年紀大容易忘事，把近況寫下來，跟朋友們分享。說穿了，就是抱怨疼痛，抒發壓力，讓大家秀秀我。所以，我真實寫下心中的恐懼擔憂，面對選擇時的無助，沒想到，這些也可能成為給予他人勇氣的力量。

我在想，或許因為不是刻意的有所求，所以大家看到我的真心，看到我跟每一個人一樣，遇到問題也會不安，但也會努力走過去。

我陪著她們聊天，彼此交換醫療訊息，一起度過就醫的不適。我不是醫療人員，無法給予實質的醫療幫助，但是我願意傾聽和陪伴。在癌症治療的路上，我可能只是在一段對話中，或一個悲傷時刻的一點點溫暖，但是這一點點溫暖，我相信會是一小股推動的力量，慢慢的，她們都會自己找到方法，找到走下去的態度。我很榮幸可以在這一小段路上當一個陪伴者。

L的不安，在她的字裡行間。我不清楚她將面對的醫療方式，但是我知道，面對自己身體的改變，那種未知，那種不適，都是讓人恐懼的。

聊了一陣後，我問L，手術在哪天？我知道我年紀大記不了，但還是想了解。L用不好意思的語氣說：「我認識一位紫微老師，我會跟他聯絡，請他幫我排流年，看哪一天適合開刀。我很誇張是不是？」

我看到她怕被嘲笑的不安。

我對算命不懂，對紫微的認識只是《還珠格格》的女主角。（啊，不是那個紫薇啦！）不懂，沒興趣，不代表我就比較高尚，我就可以嘲笑人家。

「能讓自己安心的方式就是好的方式。」我誠心誠意的說。

過了幾天，L告訴我她選了哪個日子。

「老師，妳那天說，『讓自己安心的方式就是好的方式』，這給我好大的鼓勵啊！

謝謝妳。」

我也很高興，我接到她的不安、猶豫，在這個小小的點上，給她一點力量。

我崇尚自然，沒有特別專注的宗教信仰，我用自己的方式讓自己面對問題。有人信耶穌，有人信佛，有人信阿拉，有人信造物主，有人信算命……不管哪一種，最終都是希望從中得到和平的心。人的一生不免會遇到難以忍受的課題，只要自己找到自己接受的方式，找到讓自己心安的方式，那就是最美好的方式，其他人都不需要表示意見。

22

從零開始，縮時畫作

二〇二二年二月四日

除了寫乳癌日記外，我也一直心心念念想把一些過程畫下來。這次，我嘗試新的方式，在同一張畫布上從頭開始畫。

我追求的不是結局，而是過程，所以我做縮時繪圖，從空白畫面到一個健康的乳房，然後做穿刺活體組織切片檢查，到局部切除。最後畫雙邊乳房全切的樣子。

本來想繼續畫在上面，畫到兩邊全切，不過我太喜歡最後一張的樣子，決定留下來，全切後的樣子另外再畫。

二〇二二年二月九日

這張兩邊全切的油畫，我畫了幾天，今天完成。畫中，我撩開上衣，展現我全切後

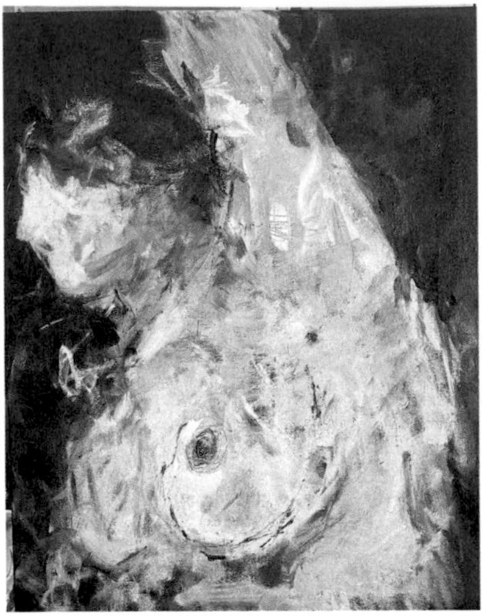

做穿刺活體組織切片檢查後，在腋下留下一點傷疤。

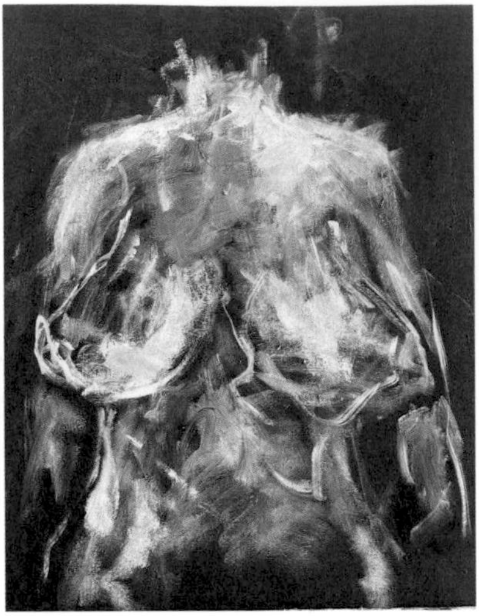

從零開始，正面健康乳房的樣子。

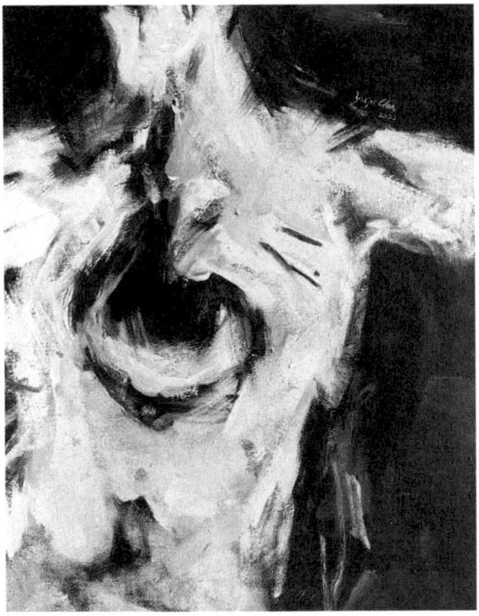

局部手術後留下的兩道疤痕。

的胸部。

我看著去年手術後的照片，對照今天的照片，一年過去，當年心情的激盪，現在餘波猶存，震得胸口酸酸的。從乳房檢查，乳癌確診，然後一連串的醫療決定，再經過兩次手術，現在的我，胸前的兩道疤痕，像V字形貼著肋骨爬行。

有人覺得我灑脫，有人說我勇敢，有人說我的豁達幫她打氣。其實我知道，我不是天生勇敢的，勇敢也是學習來的。

對我來說，勇敢不是理所當然的美德，是沉澱很多恐懼、不安後呈現的精華。

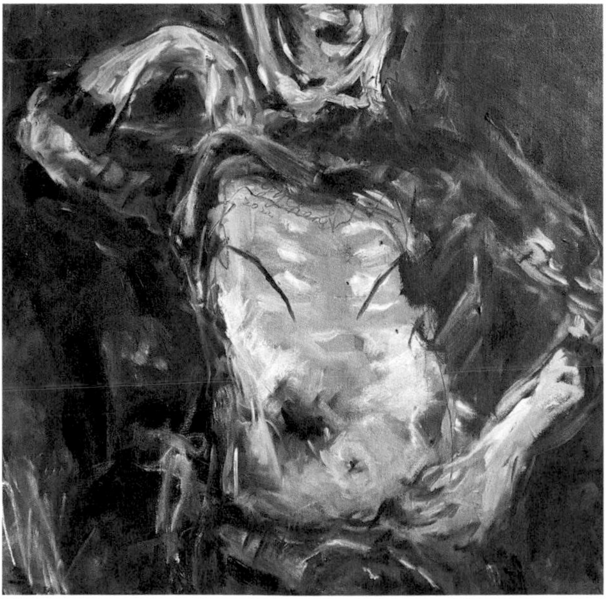

我的平胸樣貌。

現階段，我的生活專注在寫作上，但是藝術創作永遠是我的一部分。

曾經有朋友問我一個問題，如果我的繪畫跟我的寫作一樣得到經濟肯定，可以賺到一樣的收入，那我還會繼續寫作嗎？我想也不想就知道答案。是的，我愛創作，文字或是畫筆，都是創作的工具，故事或是畫作，都是我創作的成果。兩樣我都愛。

就像今天，我用油畫顏料畫出開刀後平胸的樣貌，我也用文字寫下心情。

23 心裡雖然有個坎，卻有無數的生活小美好

二〇二二年三月三十日

一位跳阿根廷探戈的朋友送來邀請，星期六是她的生日，請我們一起去她的生日舞會。我跟 Robert 是跳阿根廷探戈認識的，在疫情之前，我們一星期有三、四個晚上會去跳舞。疫情發生後，即使現在很多舞會恢復正常了，但我們到目前都還沒跳過。

朋友在我得乳癌的時候給我很多鼓勵，她的生日舞會，我也想參與給她祝福。另一個考慮參與的原因，是這個舞會在戶外舉行，而且是白天，如果我想回去跳舞，那是最棒的機會。因為吃泰莫西芬很容易累，精力只夠在白天發揮，傍晚就沒電了，而且在戶外安全許多。現在戶外不用戴口罩，生活恢復正常了。

但是，我知道，我心裡有個坎，揪著，不安著。

這將會是我乳癌開刀後，第一次參加舞會。沒有乳房，在舞會上，還會有人邀我跳舞嗎？

Robert 也將會跟別的女性賓客共舞，她們都有漂亮的乳房，我會覺得很不舒服，怎麼辦？

想了兩天，我對 Robert 說出我的擔心。在這之前，他常常告訴我，他認為我還是很漂亮，很性感，我永遠是他心中最珍貴的寶貝。這些話聽起來簡單，但是背後代表的支持是很堅定、很穩固的保證。不要忽視正面說話的力量，這樣的話常常說，聽的人安心，說的人自己也會更肯定自己的想法。

聽完我的不安，Robert 輕輕擁抱我，我以為他又要說一樣的話。他開口道：「其實妳得乳癌後，我不希望妳重建，我們一起經歷過這一遭，我發現我對乳房的想法也不一樣了。」

「什麼意思？」我好奇的問。

「現在我看到其他女人的乳房，覺得那不過是兩團凸出的肉，並不覺得乳房特別的美或吸引人。有時候看到臉書上有些女生刻意強調乳溝的照片，會覺得沒什麼意義。妳也知道，我還是一直覺得妳很性感；還有，每次妳換衣服我是不是一樣會對妳吹口哨？」

我點點頭，這是真的，我每次都要像揮蒼蠅那樣把他揮走。

「還有，之前我們去舞會，很多人邀妳跳舞，他們是因為妳舞跳得好才喜歡跟妳跳舞，不是因為妳的胸部好嗎?!」他白了我一眼。

「可是……我就是很傷心……我沒有乳房了。」我想著，講著，那個隱藏著的悲傷，那個躲在勇敢自信背後的自卑，不小心跟著眼淚跑了出來。

「妳知道嗎？我要跟妳說謝謝，謝謝妳願意跟我分享妳的心情，這代表妳相信我，這是我的榮幸，讓我更了解妳。」Robert 真誠的說。

我覺得自己的情緒得到同理心，眼淚也帶走一些傷心，感覺好多了。

不過沒半天，想起這件事，我又焦躁不安起來。

「我還是很不舒服……」我扁著嘴說。

「來，告訴我妳在想什麼？」Robert 耐心的問。

「萬一……萬一……你跟別的女生跳舞，然後發現，啊，原來你很想念乳房的感覺，老婆卻沒有乳房，實在很糟糕，那怎麼辦？」

Robert 的耐心表情瞬間皺起來，變成一副「哩滴工啥咪」的表情。

「如果，我真的是這樣的人，我跟妳說，妳可以直接把我甩了，妳一點損失也沒有！」他瞪了我一眼。

這次，我忍不住笑出來。好吧！他講的也是有道理。如果他是那樣的爛人，我也不需要浪費力氣留戀傷心的。

我回覆朋友的訊息，告訴她，我跟 Robert 都會參加她的生日舞會。

二〇二二年四月二十一日

自從得知羅患乳癌後，我們每天都去走超過三公里。從家裡出發，在附近的住宅區快走，走到一處公園，使用裡頭的健身器材，然後回家。大約一個小時十五分鐘。

開刀前，運動是為了儲存體力；吃泰莫西芬後，運動是減輕副作用最好的方式。

在走路的過程中，除了健身，我們也有很多的收穫。美國地廣人稀，開車是最容易到達目的地的方式，但是開始走路後，發現鄰里間的隱藏版風景，更是我們的小樂趣。

有一天，我看到某家院子的草皮上有一隻大陸龜。

我指給 Robert 看：「你看，這隻是不是真的？」

Robert 看了看說：「這是假的啦，不過做得很好，很像真的。」

我再看了看說：「我覺得是真的！」

「應該不是。」

就在我們爭論不下時，陸龜眨了眨眼，緩慢的把頭轉個方向。

「是真的！是活的！牠會動！」我們倆大叫。

在都市中，能看到不是關在籠子裡、沒有被圍起來的非洲動物，讓人興奮。

我們每天早上都會經過那棟房子，現在知道可以看到非洲陸龜，每次我們都會停下腳步找牠的蹤影。原來牠每天早上都在，大部分時間就躲在一棵鐵樹下，一動也不動，如果快步走過，不會發現，更不要說開車經過。

今天經過時，剛好看到飼主出來，我們告訴他，來看陸龜是每天散步的行程之一。我們跟飼主聊了起來。他告訴我們這龜的種類叫 sulcata，是世界上第三大陸龜，也是非洲大陸上最大的陸龜。他說每天早上會讓陸龜在前院活動晒太陽，晚上帶回後院，除了怕有人偷走外，這附近有郊狼、浣熊，恐怕會攻擊牠。

每天有這樣的期待是很美好的。每次停下來看看牠，跟牠打招呼，有時不免會想，在牠長長的壽命中，我們這樣的過路人，在牠的記憶中占了多少位置？陸龜會認人嗎？我想，牠的生命中，美好的日光，甜美的蔬果，新鮮的空氣，無礙的活動空間，才是值得駐留在腦海的吧？我們這些用兩隻腳走路的忙碌人類，肯定是牠們無法了解也不想了解的生物。

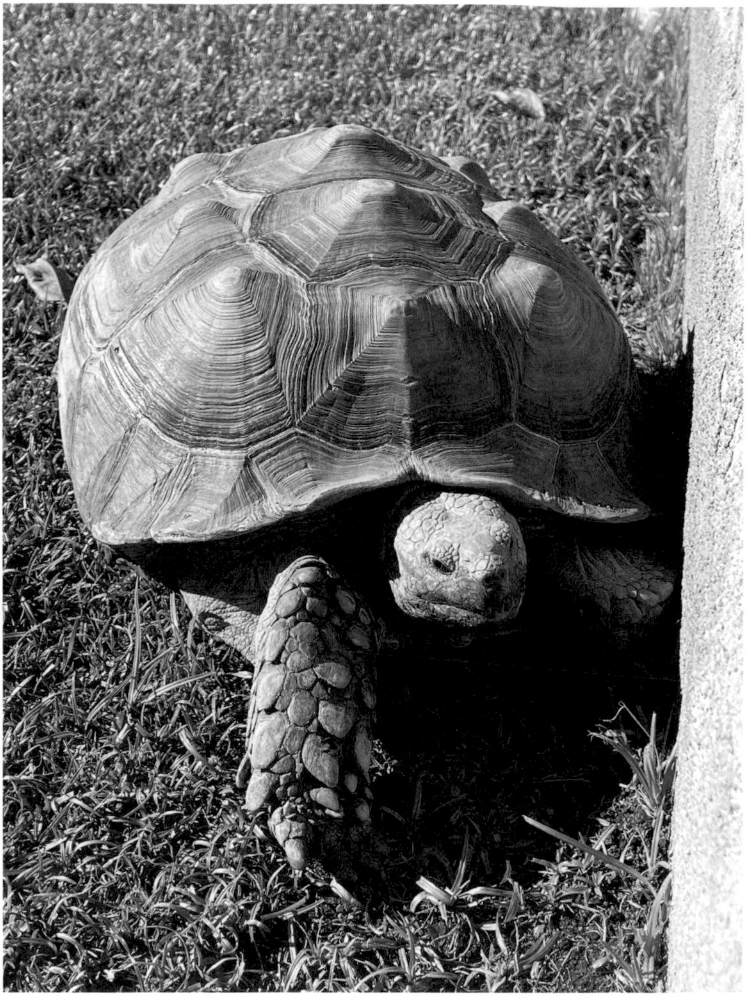

看陸龜是每天散步的行程之一。

龜與鶴在華人文化裡有長壽的象徵，有句成語「龜鶴遐壽」，就是祝福人長壽的賀詞。在這一年裡，我看到鶴，看到龜，這彷彿是一種吉兆，代表我也會幸運幸福的活得長久。當然，這是人類穿鑿附會的角度來看的，我們最愛用人類的價值觀去強加在動植物身上，事實是，龜鶴跟其他大自然的任何一種生物一樣，依照牠們自己的生命腳步而存在，努力，勇敢。活著超過人的歲數絕不是想為人類帶來什麼好運，人類只是愛在難以探究、無法控制的生命中，尋找可以攀附的元素，可以象徵的幸福，好讓自己安心，好讓這長長的、辛苦的一生，有美好的想望。

這些生活上的小美好成為我現在能覺得雀躍的事情。龍蝦、牛排、星級餐飲現在誰沒吃過？車子、房子、手機、電腦我也都擁有過。衣服、包包、鞋子、襪子塞放在衣櫥裡的絕對比穿用在身上的多。我死了，這些東西一樣也帶不走，生前還要花錢找律師寫遺囑看怎麼處理。但是那些曾經擁有過的記憶會跟著我，誰也拿不走。

二〇二二年六月一日

有癌友傷心的跟我說，她放療完回去上班，公司同事對她說：「人家得癌症都變瘦，妳怎麼變這麼胖?!」

我們都知道歧視不好，可是很多人對於他人肥胖常常很明目張膽的歧視。「人會肥就是因為懶。」「誰叫你吃這麼多?!」「胖成這樣還敢穿比基尼！」「那個肥婆穿短裙真不能看！」「那個女星胖成這樣還敢出門?!」「腿那麼粗穿什麼短褲！」

這些話，我們常聽到身邊的人說，看到網路上的人寫，理所當然到我們覺得胖是罪過，瘦不下來的人因此承受很多壓力。很多人不知道，有些人就是很難瘦下來，有些人就是生活壓力大，有些人是因為健康問題所以身材受到影響。

我自己罹癌後，更是深深感受到這種無奈。

首先，得知確診乳癌，壓力很大，心情很沮喪。再來，為了讓身體強健，做好治療的準備，要補充蛋白質，要多吃健康食品，不能節食。然後開刀之後不能動，少動，讓傷口復原；要多休息，讓傷口復原；要睡眠充足，讓傷口復原；要喝雞湯、魚湯，吃肉、吃蛋，讓傷口復原……

開刀之後的賀爾蒙治療會減低新陳代謝，以前一星期運動兩天，每天半個小時，就可以維持一定的體重；吃了藥後，這樣變不夠，可能每天運動，每次一小時，體重還是增加。

然後賀爾蒙藥導致頭痛，醫生又給我另一種，而藥的副作用之一就是體重增加。明文記載，童叟無欺，連運動都攔不了。

當你瞧不起肥胖的人，諷刺嘲笑肥胖的人，其實你不知道，這人是不是在跟哪個藥物治療奮鬥；當你輕易的用自己的優越感去評斷他人時，你不知道這人是不是正面對人生中的痛苦過程。

甚至，為什麼不能把「不瘦」也當成一種美？為什麼美的精神要這麼單一狹隘？那些賣減肥品的廣告要女人「多愛自己」，看起來多麼支持女性美，其實，背地裡還是假傳唯有瘦才是美的最高聖旨。那種愛是有條件的，要瘦才值得愛。許多女性苦苦掙扎在這樣的標準裡，吃不飽難受，吃太多罪惡，永遠沒有心寧的時候。

此外，對於要不要穿兩截式、比基尼式的泳裝，很多人會糾結於胸圍要大於哪個英文字母，腰圍要小於哪個數字才能穿？能不能想穿就穿，不想穿就不要穿？能不能為了自己的舒適去決定，而不是為了迎合別人的標準去決定？

哎呀，我不想傷害別人的眼睛！

其實，脆弱的不是眼睛，是腦袋！

不需要自我設限，不需要評斷他人，更不要去歧視不瘦的人，我們要吃得好，運動多，為的是健康，不是滿足別人的眼光。

二〇二二年六月十二日

二月時，畫了一張我撩起上衣，露出平胸的疤痕。畫完後非常喜歡，但是又覺得少了點什麼。我每天看著看著，想修改，又不知道如何下手。因為我還是真心喜歡的，不想抹去，只是我心裡有個聲音，要再畫一張。

大家看我最近這兩年的畫作，有人曾經好奇的問我：「妳不畫抽象了嗎？」言下之意，看我是不是還有能力畫抽象畫。我誠實的說，這幾年專注在寫作上，畫畫需要的功力都沒在練習，畫抽象需要的手感，那種挖出內心力量的能量要很大，我缺乏不斷的訓練，生疏了。照著實物畫出外型，相對之下輕鬆容易許多，所以先維持在那樣的水準就滿意了。

一直到最近下定決心，要好好的去挖出心裡的感受。這幾個月來，我每天看著那張畫，我知道，那張畫畫得真實貼切，平穩直接。但是少了更內在的聲音。所以我開始另一張畫布，放手去挑戰自己。首先突破心裡對「畫錯」的恐懼，放掉實物外型的框架，

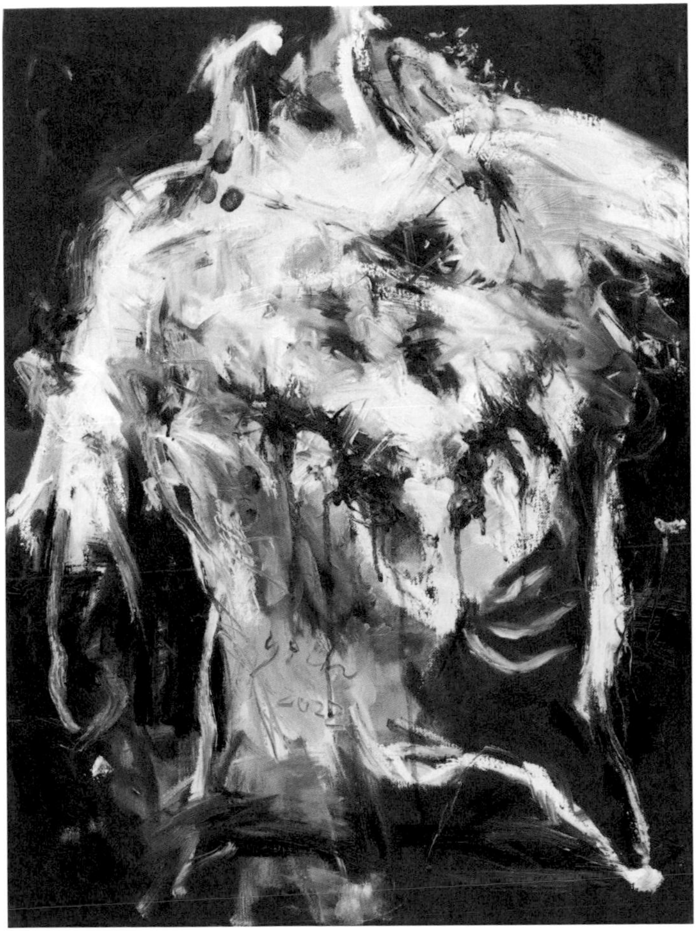

現在，我畫出我的內在。

然後找出「乳癌」、「手術」、「平胸」這些字語背後我所經歷的心情。我一邊畫，一邊更深沉的探索自己，用很赤裸的方式把內在的東西表現在畫面上。

「別人會不會看不懂」不再是我的憂慮，我為自己而畫，我對自己交代：二月時，我畫出我的外表；現在，我畫出我的內在。

為此，我寫了一篇臉書文，同時也寫了英文的部分，請 Robert 幫我修改文法錯字。沒想到，他看完我的文章和畫作之後，居然淚流滿面。

「妳的畫好震撼啊！好有力！我可以感覺到妳的痛，妳的心情。」Robert 看著我，吸著鼻子說。

他一路陪著我走來，看著我起起伏伏，他也是身在其中的人。

「謝謝你。」我緊緊抱著他。沒有什麼比有人懂你更讓人感動了。

二〇二二年六月十七日

在英文平胸社團，有一位雙邊乳房全切的癌友，她說開刀前，她的胸部是ＤＤ尺寸，現在平胸了，終於可以穿一些以前不能穿的漂亮衣服。她說，大胸部一直是她的困擾，很難找到她喜歡的衣服，現在她穿一些漂亮的洋裝、緊身服，常常拍照給我們看，真的很美，很亮眼。可以看到她現在的滿足。

想到很多人去隆乳、墊胸，因為覺得胸部太小不夠性感，而這位癌友卻是一直不滿她的大胸脯。我覺得很有意思，人類真的是對自己沒有的東西特別愛追求，對於沒有的都比較嚮往。

想到剛來美國時，我很驚訝一些我覺得很自卑的，很不喜歡自己的部分，居然是很多人羨慕的地方。比如說，亞洲人崇尚美白，任何保養品化妝品的廣告一定要寫上去斑、無瑕、美白、白皙、亮白、淨白、白得發光（我沒誇張，真的看過），否則就不能大賣。我天生就不是白皮膚的人，在台灣不受歡迎，只有專櫃小姐看到我會非常興奮，「妳看看妳的臉！我們有去斑、美白聖品喔！」我是她們的隱性金礦。可是來到美國，常常有人讚美我的膚色，「好羨慕啊！天生的褐色！不用特別去晒太陽。」就他們的觀念來說，有能力去戶外活動，接觸陽光的撫照，那是美好的人生，所以有古銅色皮膚是一種美的象徵。我終於不用怕出門，我去爬山去露營，只要保護好不晒傷，晒黑了顯瘦，還讓人稱讚呢！

另外一個是頭髮。記得高中畢業時，女孩子安排好要做的第一件事，燙鬈髮！在那個年代，鬈髮代表邪惡叛逆，代表品德低下。脫離髮禁的箍咒後，當然馬上去把頭髮燙得蓬蓬的、捲捲的。我當然也是其中之一，每隔半年固定上美髮院，把頭髮燙捲。

出國後，為了整理方便，決定留直髮。這下，引來更多的注目。「好羨慕妳天生直髮！出門都不用燙夾子去拉直！好幸福啊！」朋友S甩甩滿頭鬈髮感嘆的說。有一次，跟S一起約出門聽音樂會，兩人在討論晚上怎麼打扮時，我說：「我來把頭髮上捲子好了。」她瞪我一眼：「我要去把頭髮拉直耶，妳居然想要弄捲！」那不可思議的口吻，好像我剛剛說要燒掉二十萬美元。

後來，我再也沒捲過頭髮了。

原來，我擁有的也是美好的東西。

平胸之後，又是另一個要接受自我的階段。

在這個大胸脯等於性感美麗，等於女性化，等於得到他人注目的社會中，要如何走出自己的特色，是我一直思考的課題。在別人提醒我「妳這樣出門會被當作異類」的氛圍中，我要如何保持心不慌亂，這也是我的課題。

我接受自己的皮膚不白，接受自己的頭髮筆直，我也接受自己的平胸。這一路上，我經過的是一條高低起伏的路途，但是我踏著穩定的腳步，往前走。

24 We Are Here

2022.7.28　先生 Robert 的英文信

Cancer Brought Us Closer

Yuju and I met later in life than many couples, Yuju was 46 and I was 60. We introduced each other to things we loved and discovered other things new to both of us; everything took on a new dimension of joy when we shared it. Since I was recently retired and Yuju could write anywhere, one of our favorite activities became taking long road odysseys. We spent several idyllic years immersed in love for each other and gratitude for the chance to live a life we could never have dreamed of—sometimes it almost felt too good to be true.

The axe fell hard when Yuju was diagnosed with breast cancer. A terrifying specter arose out of a pea-sized lump in her left breast and cast a shadow of uncertainty over our plans and dreams. We had expected at least 10, maybe 20 or more years to wander the world and celebrate life together; could it come to an end so soon? But the real fear for me was imagining the pain and suffering Yuju might face and being powerless to change it. But as we began dealing with our new reality, I was amazed by Yuju's strength and inspired by her courage and compassion in sharing her journey with others. I came to feel a profound sense of purpose in being the man chosen to accompany her on this journey, and to believe that for better or for worse, regardless of the pain, I would find the wisdom, strength, and compassion to support her.

Each of Yuju's days is sprinkled with moments of joy—a new flower opening, the season's first mulberry, a happy conversation with her daughters—I take the time to share and savor them all. Every day also brings her moments of difficulty—a sudden dizzy spell, a piercing headache out of nowhere, an unexplained pain, tears of sadness wondering if she will ever feel truly well again—I open my heart to her, making sure she knows that I am trying my best to feel and understand her pain. I have learned not to fear these moments—ultimately, they bring me a deeper kind of joy, knowing that I am there for the woman I love, that she does not have to go through this alone. I know that I cannot solve her problems, but I can always find a way to make the moment better.

The alternation between joy and difficulties is not a flip-flop back-and-forth, but rather an upward spiral. The happy times we share are more precious than ever, and the difficult moments that we overcome unveil a deeper level of love and partnership. We have come to end every day in the same way—I turn off the light, snuggle next to her, and she reaches out to hold my hand. Her soft, tiny hand is a window into her soul. I feel her strength, her vulnerability, her love, her trust in me—and when I gently enclose it in mine, I'm giving her my silent promise to love and cherish her and to be there for her for as long as I live. Then, I close my eyes, thank God in my heart for another day with Yuju, and fall asleep.

Robert Schafer

2022.8.1　女兒 Victoria 的英文信

Mom's Cancer

On my 21st birthday, my mom called me with somber news; she was confirmed to have cancer and would need surgery. I was so shocked that she had cancer, and I didn't know what it would really mean. I asked a million questions and wanted to know how severe it was.

We Facetimed before and after her surgery, and I remember thinking how incredibly strong she was. She even decided to get a double mastectomy to lower the risk of the cancer spreading. I couldn't imagine the bravery required to make such a decision. I felt sad for my mom and the mental resilience she had to put up to be okay with the thought of no longer having breasts.

Yet still, when I asked my mom if she felt sad, she bravely said she had largely come to terms with her decision. Although my mom may have lost a part of her body that helped her be a mom to my sister and me, I am so proud of her and all she has gone through. Boobs or not, she will always be our mom, and we love her unconditionally.

Thank you for supporting my mom by reading her cancer book. My mom is one of the strongest people I know, and I am so proud of her for making difficult decisions and beating cancer. Beating cancer is one thing, but going at it during the height of COVID-19 is a whole different feat. This book is an excellent platform for her to share her thoughts and emotions, and I am so glad she has a fantastic fan base to support her.

Victoria Mongiardo

後記

句點不是終點

謝謝麥田出版社幫我出版這本書。當初在臉書寫日記時，主要是記錄過程，年紀大真的容易忘事。後來很多朋友看了受益，乳癌姊妹們覺得在我的文章中找到同理心和支持力量，健康的朋友覺得我的敘述讓他們更接近這件事，因為他們身邊也有乳癌朋友，想多多了解這個病症。有幾位女性朋友甚至因為看了我的日記而去做檢查，然後揪出癌細胞。

寫這本書很不容易的。當編輯問我，有沒有興趣出版時，我是又驚喜又感動，想不到有人肯定我的書寫內容，覺得可以讓更多人看到，可以幫助更多人。

當我打開檔案，從頭開始回顧，編寫，這才發現，這其中有好多複雜的情緒。一路走來，已經慢慢接受得到癌變的自己，但是看到剛開始被告知的描述，跟醫生見面的談話內容，當初的錯愕、震驚、恐慌，統統又跑出來，酸楚的感覺爬滿全身，被包覆得喘不過氣。

在一遍又一遍的刪減、修正、增加內容的過程中，一次次的再度面對自己的情緒。這不是件那麼容易的事，有時寫著寫著就哭了。但是哭完了，擦乾眼淚，就繼續下去。我捨掉一些重複的怨氣，增加自己跟自己的內在連結，在這些增減的過程中，我也補一些心理強度，減一些呢喃怨懟，感覺好像做了一趟心理療程，自己傾聽自己，打開再打開，回憶再回憶。

在這段心路歷程的章節裡，我先在此畫下句號，謝謝你看到這裡。句點不是終點，是更多的故事繼續走下去……

國家圖書館出版品預行編目 (CIP) 資料

胸口上的 V：陳郁如的人生考題 / 陳郁如著 . -- 初版 . -- 臺北市：麥田出版：英屬蓋曼群島商家庭傳媒股份有限公司城邦分公司發行 , 2022.10
面； 公分
ISBN 978-626-310-283-5(平裝)

1.CST: 乳癌 2.CST: 病人 3.CST: 通俗作品

416.2352　　111010389

胸口上的 V：陳郁如的人生考題

作　　者　陳郁如
封面設計　莊謹銘
內頁設計　黃鳳君
協力編輯　曾淑芳
責任編輯　巫維珍

國際版權　吳玲緯
行　　銷　何維民　吳宇軒　陳欣岑
業　　務　李再星　陳紫晴　陳美燕　葉晉源
編輯總監　劉麗真
總 經 理　陳逸瑛
發 行 人　凃玉雲
出　　版　麥田出版
地址：10483 台北市中山區民生東路二段 141 號 5 樓
電話：(02)2500-7696　傳真：(02)2500-1967
發　　行　英屬蓋曼群島商家庭傳媒股份有限公司城邦分公司
地址：10483 台北市中山區民生東路二段 141 號 11 樓
網址：http://www.cite.com.tw
客服專線：(02)2500-7718 ｜ 2500-7719
24 小時傳真專線：(02)2500-1990 ｜ 2500-1991
服務時間：週一至週五 09:30-12:00 ｜ 13:30-17:00
劃撥帳號：19863813　戶名：書虫股份有限公司
讀者服務信箱：service@readingclub.com.tw
香港發行所　城邦（香港）出版集團有限公司
地址：香港灣仔駱克道 193 號東超商業中心 1 樓
電話：+852-2508-6231
傳真：+852-2578-9337
馬新發行所　城邦（馬新）出版集團【Cite(M) Sdn. Bhd. (458372U)】
地址：41-3, Jalan Radin Anum, Bandar Baru Sri Petaling,
57000 Kuala Lumpur, Malaysia.
電話 : +6(03) 9056 3833　傳真 : +6(03) 9057 6622
讀者服務信箱 :services@cite.my
麥田部落格　http:// ryefield.pixnet.net
印　　刷　漾格科技股份有限公司
初　　版　2022 年 10 月
售　　價　380 元
ISBN　978-626-310-283-5
EISBN 9786263102859 (EPUB)
博客來 EISBN 9786263103245 (EPUB)